【中医入门系列】

别把药膳当食物
——妇科常见病的中医饮食疗法

林政宏博士 编著

广东省出版集团
广东科技出版社
·广州·

图书在版编目（CIP）数据

别把药膳当食物：妇科常见病的中医饮食疗法/林政
宏博士编著.—广州：广东科技出版社，2009.11
（中医入门系列）
ISBN 978-7-5359-5077-2

Ⅰ.别… Ⅱ.林… Ⅲ.妇科病：常见病—食物疗
法 Ⅳ.R247.1

中国版本图书馆CIP数据核字（2009）第050877号

广东科技出版社获得授权在中国大陆地区出版发行
本书的中文（简体字）版。版权所有，侵权必究。

广东省版权局著作权合同登记
图字：19-2009-016号

责任编辑：杨柳青 黄铸 李鹏
封面设计：李康道
责任校对：C.S.H.
责任印制：严建伟
出版发行：广东科技出版社
　　　　　（广州市环市东路水荫路11号 邮码：510075）
E-mail:gdkjzbb@21cn.com
http://www.gdstp.com.cn
经　　销：广东新华发行集团股份有限公司
印　　刷：佛山市浩文彩色印刷有限公司
　　　　　（南海区狮山科技工业园A区 邮码：528225）
规　　格：889mm×1230mm 1/32 印张4.625 字数170千
版　　次：2009年11月第1版
　　　　　2009年11月第1次印刷
印　　数：1～5000册
定　　价：25.00元

如发现因印装质量问题影响阅读，请与承印厂联系调换。

序

有些读者经常问及，有没有什么比较简便，可以用来养生治病的方法？

俗话说："一样米养百样人"，同样是吃五谷杂粮，却发展出百态的人生，何况是人所生的病，由于受到更多因素的干扰，怎么会不千变万化呢？

想用简便的方法来治疗千奇百怪的疾病，这是因为一般人不明白疾病的复杂性所产生的天真想法。然而，话虽如此，如果想用简便的方法来预防疾病，以达到"治未病"的功效，却不是不可行。因为，治病的理论比较艰深难学，养生的方法则比较浅显易懂。这也就是为什么目前坊间许多养生药膳食谱深受广大读者欢迎的缘故。

这些食谱特别讲究视觉效果，花了许多心思把每道菜色拍得栩栩如生，鲜亮可口，甚至令笔者也垂涎欲滴。然而，美中不足的是，书中内容对于药性的说明却不甚详细，往往在一道食材之中，加入些许的肉桂、杜仲或是枸杞子就号称可以用来补肾；或是拿一点金银花、连翘来泡水，就号称可以用来清热，仿佛是把中药材当成有百益而无一害的食物一般任意添加，当作点缀性的佐料，却没有任何关于功效、服用禁忌的说明。

难道药膳的学问可以不经由任何的学习，不讲究任何的原则，就能随意掌握吗？

笔者认为，药膳既然具有食物与药物的双重功效，就必须经由一定的学习过程，才能掌握正确的用法，否则即使所食用的药膳非常珍贵滋补，如果不适合自己的体质，不仅毫无助益，反而还会有害。

事实上，古人在应用药膳上仍然有一定的原则。比如说：由于酒类具有行气活血的特性，古人大多以酒类来浸泡活血化淤药，以加强行气化淤的作用。而对于脾胃比较虚弱的人，通常将药物配合食材做成米粥来食用，这是因为米粥的属性为土，容易入于脾胃的缘故。其他的五谷杂粮，比如黑豆可以加强补肾的作用；薏苡仁可以加强利湿的作用；绿豆具有清热的作用；而牛肉、羊肉、鸡肉、鱼肉都分别具有独特的功效，如果能够掌握这些食物的特性来作为药膳，就能更大程度地增加食补的功效。

至于药膳中所添加的药材之所以会有疗效，主要是根据药物的配伍原则，借由药物彼此之间的生、克、制、化，以达到最大的功效以及减少副作用，这就是古人运用方剂的原则。因此，最佳的药膳药材，与其使用功效薄弱的一、二味药物，倒不如使用方剂，只要能合乎体质，将方剂加入饮食之中长期服用，岂不是更能达到显著的疗效与较少副作用的目的吗？这个观念，笔者在许多的药膳记载中得到印证，早有古人将方剂与食物互相配合来作为养生或病愈后调养的药膳。

为此，针对妇科疾病，笔者引用自清代以来最具权威的中医妇科著作《傅青主女科》来作为药膳的主要方剂，书中所用的方剂，比如完带汤、固本止崩汤、生化汤、定经汤、通乳丹等，由于药性温和，并且具有一定的功效，因此在民间流传极为广泛。

之所以选择妇科疾病作为药膳养生的首选对象，这是因为妇女在生理周期期间，特别容易因为情绪变化的干扰或是外在邪气的侵袭而发生病变，因此，在临床上，妇科疾病比其他内科诸证更为复杂。笔者认为，如果体质虚弱的妇女在疾病发生之前对身体进行适度地调养，必定能防治许多即将形成的疾病。

为了让一般读者掌握《傅青主女科》的基本知识，笔者删去书中某些比较艰深复杂的内容，特别加强说明最为实用的观念，比如：实证、虚证、虚实复杂证、肝气郁积、痰液等的概念，这些概念在药膳的药物配伍与评估自己体质的虚实时，都是最为基础并且不可缺少的知识。

除此以外，本书在每种病证之后，又补充了许多临床的实例说明，分析每种症状的意义，以及选用方剂的功效与禁忌。对于每个方剂的药性说明，尽可能以让一般读者能够理解为原则，帮助读者充分掌握药膳的运用。

最后，笔者再次强调：《傅青主女科》所提供的方剂，无论如何地通俗易懂，但是由于疾病总是存在着复杂多变的特性，并不建议读者在毫无基础的情况下，照葫芦画瓢，最好能请教有经验的中医师来咨询诊断，否则任何不对症的药物对身体都会产生一定的伤害。

注：本书是以说明正确的药膳养生观念为主，并不强调药膳外观和味道的鲜美，因此书中对于食材相同的药膳，大多使用相同的图片表示，药膳图仅作为读者的参考。此外，由于中药的药液大多偏于深褐色，故于拍摄时加入色泽鲜艳的佐料，以增加图片的美感，如有某些药膳图与原药膳的外观不尽相同，敬请见谅。

林政宏博士

herbdrlin@hotmail.com

药膳是食物或药物?

早在数千年以前，古人依据中医的理论，将食物（药物）的属性分为温、凉、寒、热、平，以及酸、苦、甘、辛、咸，这就是中医所说的"四性五味"。

"四性"的特点，简单来说，凡是温性或热性的食物具有祛除寒证的功效；凡是寒性或凉性的食物具有清热的功效；凡是平性的药物则具有健脾理气的功效。所谓"五味"的特点，是指酸味的食物可以收敛、固涩；苦味的食物可以清热、泻下；甘味的食物可以补益、调中、缓急；辛味的食物可以发散、通窍；咸味的食物可以软坚、散结。

由于人体经常会因为外在邪气的侵袭，或是内在因素的干扰，导致体内的阴阳气血失调而产生偏温、偏凉、偏寒、偏热的病理现象。中医学说的精粹，就是在于古人可以在人体的疾病形成之前（或是疾病形成以后），根据个人体质病理现象的差异，运用食物（药物）的"四性五味"来调整，如果偏寒的就用温热的食物（药物）来调整；如果偏热的就用寒凉的食物（药物）来调整；如果脾胃虚弱的就用甘味的食物（药物）来调整；如果外感风寒导致肌表腠理闭塞的就用辛味的食物（药物）来调整……，古人综合了这些临床的理论与经验，经过长时间的发展，于是形成了在中医方药之外的另一种方法——饮食疗法（以下简称为药膳）。

在古代，药膳可以分为两种类型：一种是使用日常生活中具有某些可以改善个人体质的五谷杂粮、蔬菜水果、肉类等，做成汤、粥、饭、菜等来养生保健；另一种则是在膳食之中加入一些药材，以起到养生保健的作用。

药膳是目前极为流行的一种保健方法。然而，随着时代的久远，加上一般民众不了解药性，药膳的意义逐渐模糊，甚至在某些江湖术士的口中被过分地夸大，导致有些人因为盲从于药膳而延误了病情，这些都是因为没有对药膳的意义建立正确认知的缘故。

换个方式来问，药膳究竟是属于食物或是药物?

如果是属于食物，药膳就不会具有药物那般明显的疗效，即使服用再多，也不见得有什么疗效；如果药膳是属于药物，那么，当药物使用不当时，即使服用的剂量不大，仍然会产生一定的副作用。

令人感到不可思议的是，有些人对中医的认识一知半解，对于药性的掌握也是一塌糊涂，对于自己体质的认识更是混淆不清，在这种没有经过任何学习的情况下，误认为药膳是天底下最为温和的滋养品，有百益而无一害，天真地以为只要在膳食之中加入少许的药材，适度的滋补就能取得疗效，却不知道任何的药物只要不合乎体质，都会对人体造成一定的伤害。

这究竟是什么原因造成的呢？大概是因为有不求甚解，心存侥幸的心理因素吧。

举例来说，我们可以想象在古代，原始人最初发现，只要在两个圆形的木材上搭架一些树枝横板，拼拼凑凑就可以用来运载东西，如果这种原始的工具也可以称为"车子"，那么，这种"车子"与现代科技所生产的车子相比，简直就是天大的笑话。这种天大的笑话与随便拼凑而成的药膳相比，在粗枝大叶的心态上，似乎又有异曲同工之妙。

笔者谦逊地强调，这个例子并不是用来取笑原始人的无知，毕竟，原始人所发明的"车子"若与空手搬运来比，也算得上是一种更为省时省力的工具。只是，如果以后的人类一直使用原始的"车子"而不求长进，反而还以此来自夸，那才令人叹息。因为，不论是科技或是医学的发展，总是建立在前人的基础上，不断地修正才能达到完善的境界。

任何技能的取得，比如游泳、烹饪、歌唱、绘画等，都必须经过一定的学习才能掌握技巧。即使药膳所涵盖的学问不像中医医理那般精深，但如果不具备应有的知识而随意食用，怎么能达到真正养生保健的目的呢！

总之，药膳虽然具有食物与药物的双重功效，但是只适用于正常人平日的养生保健，病情较浅、或是大病初愈之后的调养，对于病情比较复杂严重的患者，仍然必须寻求正确的治疗手段，千万不能把药膳当成灵丹妙药，自欺欺人！

目 录

第1章 概　　述

一、胞宫与脏腑的关系

胞宫即子宫，在人体的五脏六腑中，胞宫的生理功能与肾、肝、脾、胃的关系比较密切，胞宫必须依赖肾、肝、脾的联系与滋养，才得以具有妇女月经与胎孕的功能。

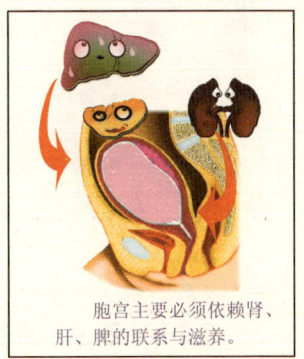

胞宫主要必须依赖肾、肝、脾的联系与滋养。

（一）肾与胞宫

肾的经脉并没有直接与胞宫互相联系，而是通过任脉与胞宫相通（肾经与任脉交于关元穴）。

肾主藏精气，为人体的先天之本，也就是人体生长发育与生殖的根本。

肾还具有主水、司二便的功能，能调节人体水液代谢，对人体各脏，有温熙生化的作用，能维持月经与胎孕的正常功能。

女子到了青春期，由于肾的精气逐渐充盛，产生了天癸，于是出现月经而具有生殖能力。等到中年绝经时，由于肾的精气逐渐衰弱，天癸枯竭，因而月经停闭。

（二）肝与胞宫

肝的经脉并没有直接与胞宫互相联系，而是通过任脉、督脉与胞宫相通（肝经与督脉交于额顶）。

肝主疏泄，能调畅体内的气机，当肝的疏泄功能正常，气血平和，月经与胎孕才能正常。

肝主藏血，具有贮藏血液和调节血量的作用。人体的血液除营养全身外，其他的血液皆藏于肝而下注血海，因而形成月经。

（三）脾与胞宫

脾的经脉并没有直接与胞宫互相联系，而是通过任脉与胞宫相通（脾经与任脉交于中极穴）。

脾主运化，能运化水谷精微，也能运化水湿，具有维持人体正常的生化与代谢功能，因此脾称为后天气血生化之源。

脾主统血，能统摄血液，使血液不致溢出脉外。当脾气健旺时，才能统摄血液正常运行于脉道之内而不至于外溢，从而保证经期、经量和胎孕的正常。

二、脏腑经脉的认识

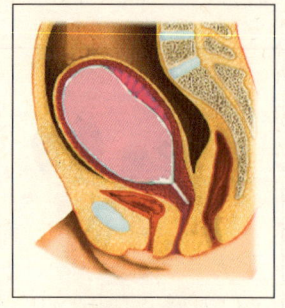

（一）胞宫与天癸

胞宫即子宫，又称为女子胞，位于小腹之中，带脉的下方，膀胱与直肠之间，主要掌管妇女月经与胎孕的功能。由于胞宫的功能既不完全属于脏，也不完全属于腑，很难单纯归类为脏或腑，因此又称为"奇恒之腑"。

天癸，来源于先天的肾气。中医认为天癸是由肾中所产生，天癸能促进男精女血的生成，以及促进人体的生长发育与生殖。

《素问·上古天真论》说：正常的女子在7岁左右时，肾气逐渐充盛，牙齿更换生长；14岁左右则天癸开始成熟，冲、任两脉的经气通畅，因此出现月经首次来潮，此时已经具有生育的能力；21岁左右，肾气充足旺盛，胞宫才能有规律地排出月经；49岁左右，任脉逐渐虚弱，天癸衰竭，胞宫的生育功能停止，因此身体老化而不能怀孕。

（二）冲脉、任脉、督脉、带脉与胞宫的关系

①冲脉：冲脉起源于胞宫之中，循着会阴穴上行出至气街穴，之后循着腹部中线上行至胸中，与任脉交会于咽喉，在唇口处与任脉互相联系络属。冲脉的另一条分支从背部下行至足部，与肾脉在关元穴互相交会。

人体十二经的气血，最后都汇聚于冲脉，也就是说，冲脉是全身气血运行的要冲，因此又称为"十二经之海"或"血海"。当女子发育成熟后，必须血海满盈，才能形成月经。

②任脉：任脉起源于胞宫之中，由会阴穴而出，上行至耻骨毛际，分别与肝、脾、肾三经交会于曲骨、中极、关元穴，再循着腹部中线上行至咽喉，之后循着头面部而入于双目。

任脉主管人体的阴液，负责人体内所有精、血、津液等阴液的生化运输，因此又称为"阴脉之海"。由于任脉能与胞宫互相连属，当任脉通畅时，人体的阴液才得以下达至胞宫，月经才能正常。

③督脉：督脉起源于胞宫之中，与任脉一样都是从会阴穴而出，任脉循行身体的前部，督脉循行身体的后部，最后在龈交穴互相交会。

督脉主管人体的阳气，负责人体内阳气的生化运输。督脉能与任脉

互相协调济助，维持阴阳的平衡，同时维系经期、经量和胎孕的正常功能。

④带脉：带脉起源于胁肋侧部，环绕身体循行一圈。由于带脉往内能与冲、任、督三脉互相联系，往外又与十二经脉相通，能将人体的脏腑与经脉更加紧密地相连在一起，因此能加强维系胞宫与胎孕的正常功能。

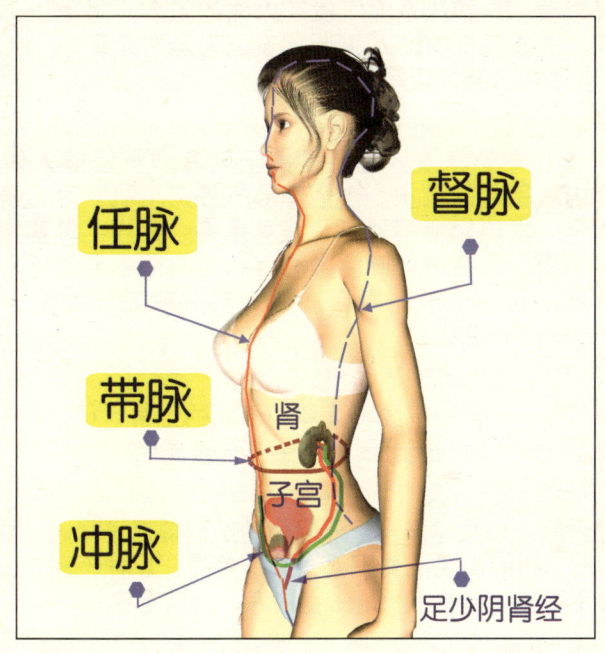

任脉

督脉

带脉

肾

子宫

冲脉

足少阴肾经

三、中医名词解释

①虚证：主要是由于先天禀赋不足，或是后天失调、疾病损伤、误治等原因，造成人体内的正气虚弱、气血不足所引起的各种症状。虚证又可以分为阳虚、阴虚、气虚、血虚。

②实证：主要是由于六淫邪气侵犯人体，或是脏腑机能失调，导致水湿、痰饮、淤血、宿食等有形病理产物停滞于体内，因此称为实证。

③虚实夹杂证：在疾病的过程中，由于邪气与正气相互斗争，导致邪气炽盛的症状与正气衰弱的症状同时出现，又可以分为以虚证为主的虚中挟实证，以及以实证为主的实中挟虚证两类。

④**寒邪**：寒邪属于阴邪，具有向内收引的特性，容易损伤阳气。寒邪又有内寒与外寒的区分。

内寒：主要是因妇女平素属于阳虚体质，或是过食生冷食物，导致阴寒邪气蕴藏于体内。外寒：主要是因感受外界寒冷邪气，或是冒雨涉水，导致寒邪侵犯于肌表腠理。

⑤**风寒束表**：是指风寒邪气侵袭人体的肌表，阻遏肌表的阳气，造成气机的出入失调，表现为恶寒无汗、头痛身痛、苔薄白、脉浮紧等症状。

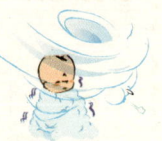

⑥**实寒证**：主要是由于阴寒邪气侵袭人体肌表或体内所引起的症状。当阴寒邪气停滞于肌表时，表现为恶寒重、发热轻或不发热、头身疼痛、无汗、鼻塞流清涕、口不渴、舌苔白、脉浮紧等症状。当阴寒邪气侵入体内后，则表现为恶寒、脘腹冷痛、喜温或见呕吐腹泻、小便清长、舌苔白、脉沉等症状。

⑦**寒凝气滞**：寒邪容易阻滞人体内气血的正常运行，造成气血的运行涩滞不畅，气血不通则痛，因而产生各种疼痛症状。

⑧**寒湿内阻**：如果寒邪与湿邪互相搏结而停滞于体内，就更容易阻滞气机的运行，因而出现头身困重、关节疼痛、屈伸不利、无汗或是面浮肢肿、大便稀溏、小便不利、舌苔白润、脉滑等症状。

⑨**热邪**：热邪属于阳邪，具有向上蒸炎的特性，容易损伤阳气与津液，甚至逼迫血液溢出血管妄行。热邪又有内热与外热的区分。

内热：主要是因体内的阴液不足，导致体内的阳气偏亢，阳气偏亢形成后则又会引起体内虚热的形成；此外，如果妇女过食温燥辛辣食物，也导致邪热蕴藏于体内而产生内热。外热：主要是因感受外界火热邪气，导致邪热由体表外而侵犯入于体内。

⑩**实热证**：主要是由于邪热侵入人体，或是因湿、痰饮、淤血、宿食阻滞气虚，导致里热炽盛所引起，表现为壮热烦躁、面红目赤、渴喜冷饮、胸痛痰黄、腹痛拒按、便秘尿赤、舌红苔黄、脉洪数等。

⑪湿热：是指湿邪与热邪互相搏结所形成的病邪。湿热具有黏腻壅滞、传变较慢，容易损伤脾胃以及阻碍清阳上升的特性。

⑫湿热下注：又称为下焦湿热，主要是由于体内的湿热流注于下焦，导致出现小便短赤、阴痒、白带、下肢关节肿痛、舌苔黄腻等。

⑬火热：是指外感的热邪，或是由于气血停滞、阴液亏虚所产生的邪热。火热又有虚、实的区别。

⑭血热：是指体内的邪热炽盛，侵袭血液所表现的实热证候。表现为壮热或低热、咳血、吐血、衄血、发斑、便血，妇女月经提前、量多、色鲜红，心烦，甚则神昏谵语，手足抽搐或蠕动，舌质深绛，脉弦数等症状。

⑮肝经实热：是指邪热蕴积于肝脏与其经脉，与阴液亏虚所产生的虚热并不相同。

⑯肝经湿热：由于热邪与湿邪相互搏结壅滞于体内，并且蕴积于肝脏与其经脉，表现为女子带下色黄或赤白相兼，稠黏秽臭，或阴部疡痒；男子睾丸红肿热痛，阴囊湿疹，舌红苔黄腻，脉弦数或滑数。

⑰湿邪：湿邪属于阴邪，具有重浊凝滞的特性，容易阻气机的运行。湿邪又有内湿与外湿的区分。

内湿：是指贪食凉饮、冰冷蔬果等食物，造成脾胃太过于虚寒，导致水湿停聚于体内。外湿：是指自然界中外在的六淫邪气中的湿邪，也就是说有些人会因为涉水、游泳、淋雨等原因而感受湿邪，湿邪经由肌表而侵入体内后，就会导致水湿停聚于体内。

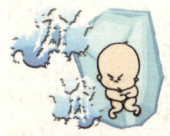

⑱痰湿：是指体内的水液代谢失常，因而停滞形成痰湿。痰湿容易阻碍气血津液的舒布，以致造成咳吐白痰、量多、易咯、肢体困重、胸脘痞闷、食少口腻、苔白腻、脉滑等症状。

⑲痰饮：广义的痰饮可以分为痰饮、悬饮、溢饮、支饮4种，狭义的痰饮，则是指水液代谢障碍所形成的痰湿。

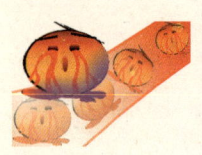
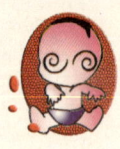

⑳淤血：是指体内的血液不能正常运行而停滞形成淤血。淤血可以包括体内的离经之血，又包括阻滞于经脉及脏，内的运行不畅的血液。当淤血形成之后，又会成为引起其他疾病的致病因素。

㉑血燥：是指气血生成不足，阴液亏虚，淤血停滞，导致气血不能濡养肌肤，因而出现皮肤干燥、发痒或是脱屑等症状。

㉒气化：是指人体的脏腑进行津液输布代谢时的生理作用。比如，三焦对水液的调节作用称为"三焦气化"，肾与膀胱生成尿液与排尿的功能称为"肾的气化或是膀胱气化"。

㉓气化不利：由于脏腑的机能减弱，导致水液的代谢发生障碍，因而引起水湿痰饮内停、小便不利等症状。

㉔气机：是指体内阳气升、降、出、入的运行功能。当阳气的运行正常协调时，称为"气机调畅"。如果阳气的运行不畅时，则会导致气机失调而出现气滞、气逆、气陷、气闭、气脱等病变。

㉕气逆：是指体内气机的运行失常而上逆，大多是由于七情内伤，饮食冷热不适，或是外邪侵犯、痰浊阻滞等原因所引起，通常发生在肺、胃、肝三脏。

㉖气脱：主要是由于大汗、大出血、严重呕吐或腹泻等原因，造成体内的气血衰竭，或是阴液严重亏虚，以致阳气随着血液（津液）脱亡。

㉗气滞：主要是由于体内的气机阻滞、运行不畅所引起，表现为胸胁脘腹胀满或疼痛、走窜不定、脉象弦等。

㉘气不摄血：主要是由于阳气亏虚不足，不能统摄血液，以致血液不能循经运行而逸出于脉外。

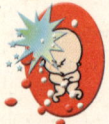

㉙气滞血淤：主要是由于体内的阳气运行不畅，阳气不能推动血液的运行，因此出现气滞与血淤的症状，主要是由于肝脏的疏泄功能失调所致。

㉚气阴亏虚：是指体内的阳气与阴液亏虚不足，表现为神疲乏力、气短懒言、咽干口燥、颜面潮红、小便短少、大便干结、苔少而干、脉虚数等症状。

㉛阴虚外感：是指阴液亏虚，同时又感受外邪的证候。表现为发热微恶寒，头身疼痛，五心烦热，脉浮细数等症状。

㉜肝气犯胃：大多是由于情志不舒和暴怒、郁怒伤肝等原因，导致肝气郁滞，影响体内气机的正常升降，肝气不能正常舒布而侵犯于胃。

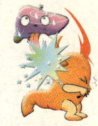

㉝肝气郁结：肝脏具有疏泄与调畅气机的作用，如果因为情志抑郁不畅或是其他原因影响气机正常的升发和疏泄，就会损伤肝脏，导致气机郁滞不通畅。

㉞肝肾同源：是指肝肾之间的关系极为密切。肝脏能藏血，肾脏能藏精，精与血可以相互滋生和转化，同样地，肝肾的阴液也能相互滋养，因此称为"肝肾同源"。

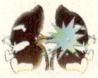

㉟肾气、肾精：肾气是肾精所化生的阳气，具有促进机体的生长、发育和生殖的功能。肾气与肾精原本是同一物质。肾精散，则化为肾气；肾气聚，则变为肾精。

㊱肾阳：存在于肾脏中的阳气，与肾阴相对。又称为元阳、真火、真阳，具有促进机体的温煦、运动、兴奋和气化等功能。如果肾阳不足，则温煦、推动、气化等功能减退，表现为畏寒肢冷、精神萎靡、面浮肢肿等症状。

㊲肾阴：存在于肾脏中的阴气，与肾阳相对，又称为肾水、真水、元阴、真阴，具有促进机体的成形、滋润和制约阳热等功能。

如果肾阴不足而不能约制阳气，就会导致阳气偏亢而出现阴虚内热。肾阴与肾阳相互制约，相互为用，共同维持着机体阴阳的相对平衡。

㊳月经先期：如果妇女的月经周期提前7天以上，甚至超过10天才来潮一次，并且连续2个周期以上的，称为"月经先期"。大多是由于

肝郁化热，邪热炽盛，或是由于阴虚内热，邪热侵扰冲、任二脉，逼迫血液妄行；或是由于脾肾气虚，冲任不固，血液失于统摄所引起。

㊴月经后期：是指月经周期比正常延后7天以上，连续2个周期以上者。大多是由于肾精亏虚，气血不足或是寒滞胞脉，导致气血运行不畅所引起。

㊵月经先后无定期（经乱）：是指患者的月经周期比正常的时间还要延长或是缩短，也就是说，月经提前7天来潮或是延后7天来潮以上，并且连续超过3个周期以上者。大多是由于脾肾气虚，冲任失司；或是因肝郁气逆，冲任失调，导致血海蓄溢失常，以致出现月经先后无定期的症状。

㊶妊娠恶阻：主要是由于平素脾虚胃弱，导致痰饮内停，或是情志不遂，导致肝郁化火，又因为怀孕之后，气血壅聚于冲、任两脉，造成冲脉的阳气太过于炽盛，以致冲气上逆而引起胃气不能正常升降，表现为严重的恶心呕吐、头晕厌食，甚则食入即吐等症状。

㊷下焦：人体可以分为上、中、下三焦。下焦是指肚脐以下的部位，主要包括大肠、小肠、肾、膀胱等脏器。

㊸小便淋漓：表现为小便后仍然滴沥不尽，主要是由于久病体弱，或是肾虚，或中气下陷等原因，导致膀胱湿热所引起。

第2章 带 下 病

一、名医医案

《施今墨临床经验集》

又治一20岁臧姓女。16岁初潮，经期尚准，半年以来经行虽按期，但时间逐渐延长。每来一周多始完，最近两个月竟淋漓不止，头晕目眩，心悸气短，胸闷胀，食不香，腰酸神疲，二便睡眠正常。舌苔薄白，脉象沉细有力。

辨证：素日体弱，又复早婚，气血未充，是以经行时间延长，脾胃不健，食欲减退，后天补给不足，肝气郁结，头晕目眩，胸闷胀满，气不摄血，冲任失固，渐趋淋漓。

拟助气摄血、扶脾健中舒肝解郁之法。

方药：黑升麻3克，生牡蛎10克，生龙齿10克(同打同布包)，五倍子3克(五味子3克同捣)，荆芥6克，白蒺藜10克，沙蒺藜10克，生地、熟地各6克(砂仁3克同捣)，杭白芍10克(柴胡5克同炒)，鹿角胶6克(另溶兑服)，阿胶珠10克，山萸萸炭15克，茅根炭15克，米参党6克，厚朴花6克，玫瑰花6克，柏叶炭10克，莲房炭10克，炒建曲10克。

二诊：服药2剂，月经显著减少，但仍未断，心跳气短，头晕依旧，食不香，胸胀闷，脉象如前，仍按上方加减。

方药：黑升麻3克，川杜仲10克(炒炭)，荆芥6克，川续断10克，生牡蛎10克，生龙齿10克(同打同布包)，阿胶珠10克，生地、熟地各6克(砂仁5克同捣)，杭白芍10克(醋柴胡5克同炒)，山萸萸炭15克，厚朴花6克，莱菔子6克(炒)，仙鹤草12克(炒)，玫瑰花6克，茅根炭15克，谷芽和麦芽各10克，酒黄连3克，沙蒺藜10克，炒远志6克，酒黄芩6克，白蒺藜10克。

三诊：服药3剂月经已止，食欲转佳，胸腹闷胀已愈，惟仍头晕目眩，心悸气短，下午感觉烦热，脉象不似从前之沉细。气血已亏，来复需时，改服丸剂以善后。

方药：每日早午各服人参归脾丸1丸，夜晚服玉液金丹1丸，共服30日。

二、本章药膳

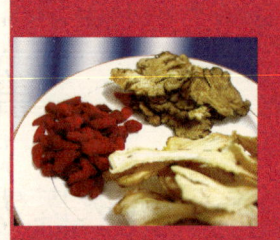

（1）白带

完带粥：白术、山药各30克，人参6克，白芍15克，车前子、苍术各9克，甘草3克，陈皮、荆芥、柴胡各1.5克，粳米100克，白糖适量。

（2）青带

加减逍遥粥：茯苓15克，甘草15克，柴胡3克，茵陈9克，陈皮3克，栀子9克，绿豆100克，白糖适量。

（3）黄带

易黄鲤鱼汤：山药30克，芡实30克，黄柏6克，车前子3克，白果20克，鲤鱼约100克，盐、味精、小茴香粉等调料少许。

（4）赤带

清肝止淋泥鳅汤：白芍30克，当归30克，生地15克，阿胶9克，粉丹皮9克，黄柏6克，牛膝6克，香附3克，红枣10个，小黑豆30克，泥鳅约100克，盐、味精、小茴香粉等调料少许。

（一）白带

【原文摘译】

妇女会患带下病，通常都是由于湿邪所引起，之所以用"带下"来作为此病的病名，则是由于湿邪停滞，导致带脉不能约束而出现"带下"的缘故。

……《傅青主女科·一》

【症状表现】

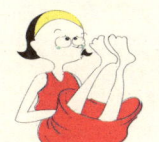

本证在临床上十分常见，症状特点是，有些妇女经常从阴道里流出白色黏液，有时候还兼有臭秽气，称为白带。

白带通常都是由于湿邪所引起，如果湿邪严重损伤人体的脾胃，导致水湿停滞于体内，甚至影响带脉的功能，最终就会形成白带。

（注）带脉与妇女生理功能的关系十分密切，如果带脉发生病变，就容易导致白带的产生。

【临床问答】

1.问：什么是湿邪，为什么湿邪会导致白带的产生？

答：湿邪又分为外湿与内湿两种。外湿，是指自然界中的湿气，外湿会经由肌表侵入而停聚于体内，以致影响脾胃的功能。内湿，是指因为贪食凉饮、冰冷蔬果等食物，造成脾胃太过于虚寒，导致水湿停聚于体内而产生内湿。如果外湿与内湿严重损伤人体的脾胃，甚至影响带脉的功能，最终就会形成白带。

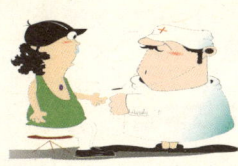

2.问：当出现白带时，我们应当如何调养？

答：首先要明白不仅只有湿邪会引起白带，其他如肝气郁气、湿热、肾虚、脾虚等因素，都有可能导致白带的产生。

由于每种白带的病因都会有不同的症状表现，我们要根据这些不同的症状来找出真正的病因，才能取得疗效。

以下所提供的方剂，适合用来治疗脾虚所引起的白带。

【选用方剂】完带汤

> 白术一两（土炒），山药一两（炒），人参二钱，白芍五钱（酒炒），车前子三钱（酒炒），苍术三钱（制），甘草一钱，陈皮五分，荆芥五分，柴胡六分。

血	气	肝	引	湿
滋阴养血	健脾益气	疏肝理气	引血归经	通利水湿
白芍	白术、山药、人参	柴胡、陈皮	荆芥	车前子、苍术

11

（1）从以上的药性说明来分析，完带汤的特点是：以健脾益气药为主，以疏肝理气药与通利水湿药为辅。

由于所用车前子、苍术在通利水湿时，也很容易损伤体内的阴液，为了防止过度利湿而损伤阴液，因此方中又加入山药、白芍以滋阴养血。

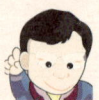

（2）整体来说，完带汤是以健脾、利湿为主，适用于脾虚导致水湿停聚所引起的白带，并不适用于湿热内盛的体质。

在服用过程中，应当注意是否出现口干口苦、小便变黄变少、大便变得干硬等阴液亏损的症状，千万不能服用过量。

如果要防止因为过度利湿而损伤阴液的副作用，可以加入山茱萸肉5克、麦门冬10克润燥。

【药膳的材料与制作】完带粥

白术、山药各30克，人参6克，白芍15克，车前子、苍术各9克，甘草3克，陈皮、荆芥、柴胡各1.5克，粳米100克，白糖适量。

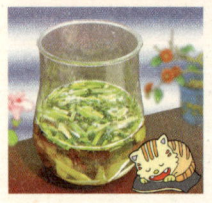

1.将以上药物浸泡于800毫升水中，浸泡约15分钟后，将药物与水一同放入高压锅中。

2.先用猛火煮沸（约5分钟），将火调小，盖上锅盖，再煮15分钟，保持适当的火候，使药液剩余约550~600毫升。

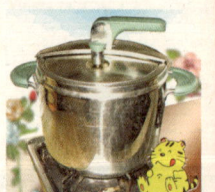

3.用滤网过滤药渣后，将粳米加入药液，用小火煮成粥，按照个人口味调入白糖，可以作为正餐的米食，或是点心来食用。

粳米（大米）：
性味平，无毒，味甘，淡；归脾、胃经。

粳米能补中益气，平和五脏，止烦渴，止泄，壮筋骨，通血脉，益精强志。主治泻痢、胃气不足、口干渴、呕吐、诸虚百损等。

粳米含有丰富的淀粉、蛋白质，还含有多种维生素，如维生素B₁、维生素B₂、维生素C、脂肪以及多种有机酸和单糖，少量的钙、磷、铁等营养成分。

（二）青带

【原文摘译】

妇女患以青色为主的带下病，严重时带下的颜色好像绿豆汁一般，黏稠且不断，兼有气味腥臭的称为青带。形成青带的原因是由于肝经湿热的缘故。

……《傅青主女科·二》

【症状表现】

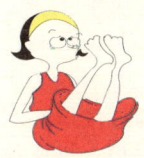

本证的症状特点是，有些妇女会分泌深绿色的带下，质地黏稠而且兼有气味腥臭，称为青带。形成青带的原因，通常是由于肝经湿热的缘故。

中医认为，肝脏可以条达人体内的气血，如果肝经湿热形成之后，气血不能正常运行，湿热就会混杂着妇女所分泌的带下而出，因此出现青带。

【临床问答】

1.问：什么原因会导致肝经湿热？

答：比如经常熬夜、昼夜颠倒会导致肝气郁积日久而化热；或是喝酒过度会损伤肝脏的疏泄功能；过食辛辣、油炸的食物，容易堆积在胃肠而产生邪热。以上这些因素都会导致邪热的形成，甚至损伤到脾胃的功能而导致水湿的滞留。

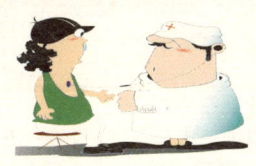

由于邪热形成后又会与体内的水湿互相结合，因而形成湿热，这就是造成肝经湿热的原因。

2.问：当出现青带时，我们应当如何调养？

答：患青带者，通常都是属于实证的体质，这类患者的气血比较充足，食欲也相对较好，经常熬夜或是喝酒过度。在调养时，必须彻底改掉这些不好的习惯，否则再怎么调养也达不到效果。

此外，由于清热利湿药容易损伤气血，这类患者在服用清热利湿的药物时，千万不能贪图疗效而服用过量，必须根据体质的变化来增减药物的剂量，以免适得其反。

以下所提供的方剂，适合用来治疗肝经湿热所引起的青带。

【选用方剂】加减逍遥散

茯苓五钱，甘草（生用）五钱，柴胡一钱，茵陈三钱，陈皮一钱，栀子三钱（炒）。

血	气	肝	引	清
滋阴养血	健脾益气	疏肝理气	收摄健脾	清热泻火
白芍	茯苓、甘草	柴胡、陈皮	芡实	茵陈、栀子

（1）从以上的药性说明来分析，加减逍遥散的特点是：以清热泻火药与健脾益气药为主，以疏肝理气药为辅。

由于所用的清热泻火药（茵陈、栀子）与疏肝理气药（柴胡、陈皮）多达四味，为了防止过度清泻与理气而损伤体内的气血，因此方中又加入茯苓、甘草以健脾，加入白芍以滋阴养血。

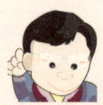

（2）整体来说，加减逍遥散是以清热、利湿为主，适用于肝经湿热导致湿热下注所引起的青带，并不适用于气血虚弱的虚寒体质。

在服用过程中，应当注意是否出现疲劳倦怠、脘腹胀满、口干口苦、小便量变黄变少、大便变得干硬等气阴亏损的症状，千万不能服用过量。

如果要防止因为过度清热利湿而损伤气血的副作用，可以加入白术10克补气，加入山茱萸肉5克、麦门冬10克润燥。

【药膳的材料与制作】加减逍遥粥

茯苓15克，甘草15克，柴胡3克，茵陈9克，陈皮3克，栀子9克，绿豆100克，白糖适量。

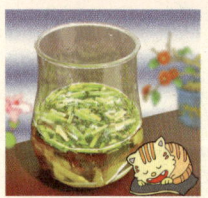

1．将以上药物浸泡于800毫升水中，浸泡约15分钟后，将药物与水一同放入高压锅中。

2．先用猛火煮沸（约5分钟），将火调小，盖上锅盖，再煮15分钟，保持适当的火候，使药液剩余约550~600毫升。

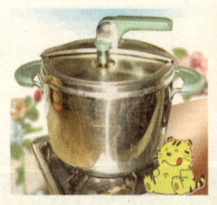

3．用滤网过滤药渣后，将绿豆加入药液，用小火煮成粥，按照个人口味调入白糖，可以作为正餐的主食，或是点心来食用。

绿豆：

性味寒，无毒，味甘；归心、肝、胃经。

绿豆能清热解毒，益气，和五脏，安精神，利小便，去浮风，明目，消肿。主治头风头痛、丹毒、烦热、风疹、痘毒、暑热、燥热、毒热、痰喘、痈肿等。

绿豆含丰富的蛋白质，蛋白质含量为粳米的3倍多，其中主要为球蛋白，也有蛋色氨酸、酪氨酸等；绿豆中还含有碳水化合物，以及多种维生素及矿物质。

（三）黄带

【原文摘译】

妇女患以黄色为主的带下病，带下的颜色好像浓茶一般，兼有气味腥秽的，称为黄带。黄带的形成是由于任脉受到湿热侵扰的缘故。

……《傅青主女科·三》

【症状表现】

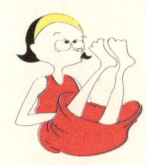

本证的症状特点是，有些妇女会分泌深黄色的带下，质地黏稠且兼有气味腥臭，称为黄带。形成黄带的原因，主要是因为任脉受到湿热侵扰的缘故。

本证也是由于湿热停滞于体内，导致气血的运行不畅，湿热混杂着妇女所分泌的带下而出，因此出现黄带。

（注）任脉主管人体内的所有阴液，比如精、血、津液等阴液的生化运输，与妇女的生理功能关系密切，如果任脉淤阻不通，则体内的阴液就不能正常运行而出现黄带。

【临床问答】

1.问：黄带与青带都是由于湿热所引起，这两者有什么区别？

答：中医认为，黄色属于脾的主色，青色属于肝的主色。虽然黄带与青带都是因湿热所引起，但是两者的病机仍然有所不同。

简单来说，当湿热损伤肝经比较严重时，以肝脏湿热为主，肝的颜色为青色，因此容易引起青

带；当湿热损伤脾胃比较严重时，以脾胃湿热为主，脾胃的颜色为黄色，因此容易出现黄带。

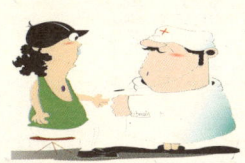

2.问：黄带与青带的病因相同，病位却不同，那么，在调养上有什么不同的讲究？

答：这两者虽然具有同属于湿热的病因，但是，青带以邪热比较严重，因此必须加强清热的药物，同时配伍利湿药。黄带是以湿邪比较严重，自然要以利湿的药物为主，以清热药为辅。

以下所提供的方剂，适合用来治疗脾胃湿热所引起的黄带。

【选用方剂】易黄汤

山药一两（炒），芡实一两（炒），黄柏二钱（盐水炒），车前子一钱（酒炒），白果十枚（碎）。

气	湿	涩	清
健脾滋阴	通利水湿	收涩止带	清热泻火
山药	车前子	芡实、白果	黄柏

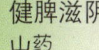

15

（1）从以上的药性说明来分析，易黄汤的特点是：以清热利湿药与收涩止带药为主，以健脾滋阴药为辅。

由于所用的清热利湿药（黄柏、车前子）的用量不大，表示体内的湿热并不十分严重。

至于收涩止带药（芡实、白果）的用量颇大，这是因为芡实与白果的药性比较缓和的缘故。此外，为了防止因带下过度而损伤体内的阴液，因此方中又加入山药以健脾滋阴。

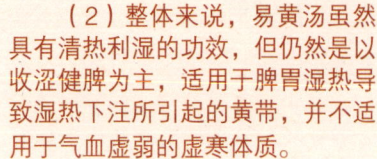

（2）整体来说，易黄汤虽然具有清热利湿的功效，但仍然是以收涩健脾为主，适用于脾胃湿热导致湿热下注所引起的黄带，并不适用于气血虚弱的虚寒体质。

在服用过程中，应当注意是否出现消化不良、下腹部胀满、小便黄、便秘等过度收涩的症状，千万不能服用过量，以免又造成水湿再度停聚。

如果脾胃虚弱比较严重的，可以加入白术10克、茯苓15克以补益脾气，加强脾胃的运化功能。

【药膳的材料与制作】易黄鲤鱼汤

山药30克，芡实30克，黄柏6克，车前子3克，白果20克，鲤鱼约100克，盐、味精、小茴香粉等调料少许。

鲤鱼：

性味甘，平；归脾、肾经。

鲤鱼能利水消肿，下气通乳。用于水肿胀满、脚气、黄疸、咳嗽气逆、乳汁不通，为健脾利尿药膳常用的食物。

鲤鱼含有蛋白质、脂肪及多种氨基酸，丰富的维生素和钙、磷、铁等元素。

鲤鱼头的脑髓有补脑、熄风、镇静的作用，为滋补肝肾的药膳所常用。

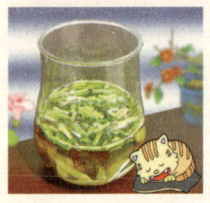

1.将以上药物浸泡于800毫升水中，浸泡约15分钟后，将药物与水一同放入高压锅中。

2.先用猛火煮沸（约5分钟），将火调小，盖上锅盖，再煮15分钟，保持适当的火候，使药液剩余约550~600毫升。

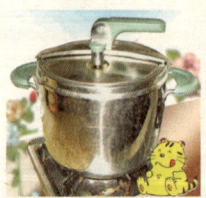

3.用滤网过滤药渣后，将鲤鱼洗净，与药液一同放入高压锅内，加清水适量，武火煮开，盖上锅盖，改文火煮10分钟，加入姜、葱、蒜、盐等调味即成。

（四）赤带

【原文摘译】

妇女患以赤色为主的带下病，似乎像血又不是血，淋漓不断的，称为赤带。赤带的形成是由于湿邪停滞的缘故，因此也属于湿病。

……《傅青主女科·五》

【症状表现】

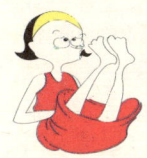

本证的症状特点是，有些妇女会分泌赤红色的带下，似乎像血又不是血，并且淋漓不断的，称为赤带。形成赤带的原因，主要是因为湿热停滞，损伤肝脏正常疏泄的功能，因而导致肝脏不能藏血的缘故。

肝脏具有贮藏血液的功能，如果湿热造成肝脏不能藏血，则湿热就会随着血液与妇女所分泌的带下一同由下而出，因此带下出现似血而非血的颜色。

【临床问答】

1.问：赤带与青带、黄带都是由于湿热所引起，这其中有什么区别？

答：黄带表示湿热停滞且偏于湿；青带表示湿热停滞且偏于热。换句话说，湿热如果不是引起黄带就是引起青带，为什么反倒会引起赤带呢？

这是因为本例的病证更为严重，由于湿热长期停滞于体内，不仅损伤肝脏、脾脏的功能，甚至导致肝脏不能藏血，于是湿热只能与血液混杂而出，因此出现赤带。

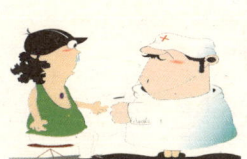

2.问：那么，患赤带者在调养时要特别注意什么呢？

答：在临床上，患赤带者不仅体内有湿热停滞，由于病程较久、病情比较严重，通常会导致气血亏损，特别是肝脏贮藏血液的功能受损，血液会更为不足。

在治疗时，必须攻补兼施，也就是说，在使用清热利湿的药物时，必须同时补充肝血，以免清热利湿药又再次损伤气血。

以下所提供的方剂，适合用来治疗由于湿热停滞，导致肝脏不能藏血所引起的赤带。

【选用方剂】清肝止淋汤

白芍一两（醋炒），当归一两（酒洗），生地五钱（酒炒），阿胶三钱（白面炒），粉丹皮三钱，黄柏二钱，牛膝二钱，香附一钱（酒炒），红枣十个，小黑豆一两。

血	胃	肝	清	淤
滋阴养血	润燥养胃	疏肝理气	清热泻火	活血祛淤
白芍、当归、阿胶、生地	红枣、小黑豆	香附	粉丹皮、黄柏	牛膝

（1）从以上的药性说明来分析，清肝止淋汤的特点是：以滋阴养血药与清热泻火药为主，以疏肝理气药与活血药为辅。

由于所用的清热利湿药（粉丹皮、黄柏）的用量不大，表示体内的湿热并不十分严重，因此通过大量的滋阴养血药来滋阴泻火。

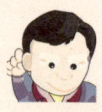

（2）整体来说，清肝止淋汤虽然具有清热泻火的功效，但仍然是以滋阴养血为主，适用于湿热停滞，导致肝脏不能藏血所引起的赤带。

在服用过程中，应当注意是否出现脘腹不舒、胃口不佳、或是大便溏泻等滋阴养血太过的症状，千万不能服用过量。

如果肝火严重的，可以加入黄芩5克、茵陈10克以清肝泻火。

【药膳的材料与制作】清肝止淋泥鳅汤

白芍30克，当归30克，生地15克，阿胶9克，粉丹皮9克，黄柏6克，牛膝6克，香附3克，红枣10个，小黑豆30克，泥鳅约100克，盐、味精、小茴香粉等调料少许。

泥鳅：

性味平，无毒，味甘；归脾经。

泥鳅能补中气，去湿，补脾益肾，利水，解毒等。主治热病口渴、消渴、水肿、小便不利、小儿盗汗、传染性肝炎、痔疾、疥癣等病证。

泥鳅含有蛋白质、脂肪、碳水化合物、钙、铁、维生素A、维生素B_1、维生素B_2、烟酸以及天冬氨酸转移酶、蛋白酶等多种酶类及粘多糖等。

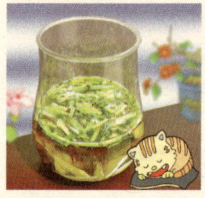

1．将以上药物浸泡于800毫升水中，浸泡约15分钟后，将药物与水一同放入高压锅中。

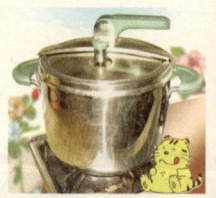

2．先用猛火煮沸（约5分钟），将火调小，盖上锅盖，再煮15分钟，保持适当的火候，使药液剩余约550~600毫升。

3．用滤网过滤药渣后，将泥鳅洗净切成段，与药液一同放入高压锅内，加清水适量，武火煮开，盖上锅盖，改文火煮10分钟，加入姜、葱、蒜、盐等调味即成。

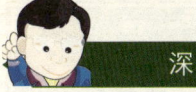

临床上，带下量明显增多常见的类型有以下4种：

1.**脾虚证**：大多是由于饮食没有节制，或是劳累过度、思虑过度，或是大病久病等因素而损伤脾气，导致脾胃运化失常，水谷精微不能化为气血，反而停聚而形成痰湿，如果痰湿流注于下焦，损伤任、带两脉的功能，就会出现带下的现象。

2.**肾阳虚证**：大多是因为肾脏中的阳气亏虚不足，由于阳气亏虚不能温煦脏腑气血，因而导致体内的寒气逐渐凝聚，如果寒气损伤任、带两脉的功能，就会出现带下的现象。

3.**阴虚挟湿证**：大多是因为肾脏中的阴液亏虚不足，同时还兼有水湿停滞的症状。由于肾阴而不能约制阳气，导致阴阳失调而形成虚火，如果虚火逼迫水湿往下流注，因而损伤任、带两脉的功能时，就会出现带下的现象。

4.**湿热下注证**：大多是因为体内有湿热邪气蕴积，也就是说，患者的体内不仅有湿气，也有邪热的存在，邪热很容易逼迫气血妄行，而湿气则很容易阻滞气血的运行，当湿热邪气互相结合而损伤任、带两脉的功能，就会出现带下的现象。

实例说明1

某女，25岁，月经周期正常，最近几个月以来，带下量多，颜色白而无臭，质地稀薄，绵绵不断。兼有面色偏白，容易疲劳倦怠，胸胁郁闷不舒，食欲不佳，大便不成形，舌淡胖，苔白或腻，脉细缓。

【症状分析】

本证是以脾胃功能失调所产生的气虚证为主，并没有血虚、阳虚、阴虚或是任何实证的症状表现，因此主要是以补气的药物为主。

带下量多，颜色白而无臭，质地稀薄，绵绵不断（表示阴气亏虚）

食欲不佳，大便不成形（表示脾胃的运化功能衰弱）

面色偏白，容易疲劳倦怠，胸胁郁闷不舒（表示阳气亏虚）

舌淡胖（气虚），苔稍白腻（表示水湿停滞）

脉细缓（属于虚证的症状）

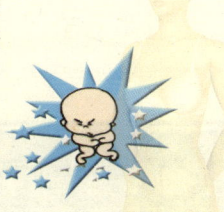

脾气亏虚

19

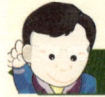

实例说明2

某女，44岁，月经大多延迟来潮，最近偶尔出现头晕耳鸣、腰酸膝软、夜尿较多等现象，并且症状逐渐加重；近几周以来眼眶周围发黑更为明显，经血颜色比较淡暗，小腹闷痛，四肢冰冷，大便溏泻，舌淡苔白，脉沉弱。

【症状分析】
　　本证是由于肾阳严重亏虚，因而出现头晕耳鸣、腰酸膝软、夜尿较多等症状，虽然具有因为阳气亏虚造成气血运行不畅所引起的小腹闷痛，但并没有出现其他属于实证的症状，因此本证属于单纯的虚证。

白带量多（表示为脾虚或是肾虚）

眼眶周围发黑（表示肾阳亏虚不足）

头晕耳鸣，腰酸膝软，夜尿较多（表示肾阳亏虚不足）

四肢冰冷，大便溏泻（表示阳气亏虚）

经血颜色比较淡暗，小腹闷痛（表示气血运行不畅）

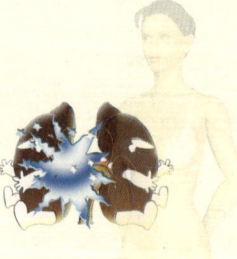

肾阳亏虚

舌淡苔白，脉沉弱（属于虚证的症状）

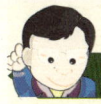

某女，43岁，月经通常提前来潮，经量较少，平时则带下量多而且色黄，质地黏稠而有臭气；除此之外，还容易感到头晕耳鸣，五心烦热，腰酸膝软，失眠多梦，肌肤干枯，舌红苔少，脉细数。

【症状分析】
　由于本证同时具有阴液亏虚不足（头晕耳鸣，五心烦热……肌肤干枯）与水湿停滞带下量多而且色黄，质地黏稠而有臭味的症状，在治疗时，必须攻补兼施。也就是说，必须在滋养阴液时，不能助长水湿的停滞；同样地，在通利水湿时，不能再度损伤阴液。

提前来潮，经量较少（属于月经先期的症状）

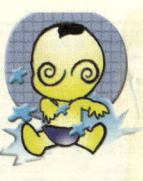

阴液亏虚

头晕耳鸣，五心烦热，腰酸膝软，失眠多梦，肌肤干枯（表示阴液亏虚不足）

带下量多而且色黄，质地黏稠而有臭气（表示体内有邪热壅滞或水湿停滞）

舌红苔少（表示阴液亏虚不足）

脉细数（细脉表示虚证，数脉表示体内有邪热）

【选用药膳】易黄鲤鱼汤
　山药30克，芡实30克，黄柏6克，车前子3克，白果20克，鲤鱼约100克，盐、味精、小茴香粉等调料少许。

某女，24岁，月经大多延迟来潮，近几周以来，出现赤白相兼的带下并且量多，质地黏稠而有臭气，小腹隐隐作痛，口苦口腻，胸部、小腹胀满，食欲不佳，小便短赤，舌红，苔黄腻，脉滑数。

【症状分析】
　本证是由于体内的邪热太过于炽盛所引起的实证。由于邪热损伤脾胃的运化功能，因而造成赤白相兼的带下并且量多等水湿停滞的症状；当水湿形成后，邪热又与水湿互相搏结，阻碍气血的运行，因此出现口苦口腻、胸部和小腹胀满、食欲不佳等实证的症状。

21

赤白相兼的带下并且量多（表示邪热与水湿互相搏结比较严重）

口苦口腻，胸部、小腹胀满，食欲不佳（表示体内的气机运行不畅）

质地黏稠而有臭气（表示邪热壅滞）

小便短赤，舌红（表示邪热壅滞）

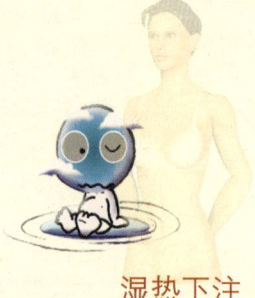

小腹隐隐作痛（表示气血淤阻，运行不畅）

苔黄腻，脉滑数（属于邪热与水湿互相搏结的实证症状）

湿热下注

【选用药膳】清肝止淋泥鳅汤
　　白芍30克，当归30克，生地15克，阿胶9克，粉丹皮9克，黄柏6克，牛膝6克，香附3克，红枣10个，小黑豆30克，泥鳅约100克，盐、味精、小茴香粉等调料少许。

第3章 血 崩 病

一、名医医案

《哈荔田医案》

贾某，女，未婚。

症候月事先期，行经时间延长，迄今年余。妇科检查(肛诊)：外阴发育正常，宫体较小，水准位元，附件阴性；查血色素8克，诊断为功能性子宫出血，贫血。曾用激素并服中药，治疗三月无显效，末次月经在2月18日，行经约40天始止。刻诊又值经期。已二月，量多如涌，色红有块，少腹微痛，腰背酸楚，倦软无力，头目眩晕，入暮烦热，口干少饮，纳差便干，脉细数，苔薄黄。

辨证：阴虚血热，兼挟淤血。

治法：育阴清热，凉血化淤之法。

方药：女贞子、旱莲草各9克，当归身12克，川续断9克，桑寄生9克，东白藏12克，炒丹皮、炒黄芩各9克，炒地榆15克，川苦草、赤芍药各9克，刘寄奴15克，香附米9克，凌霄花4.5克。3剂，水煎服。

二诊(4月21日)：药后经量显减，尚滴沥未净，暮热已平，口亦生津，腰背酸楚视前减轻，惟仍疲倦无力，时感头晕，脉细软，苔薄白。虚热浸戢，气液未复，拟仍前法佐益气之品。

方药：川续断、炒杜仲、桑寄生各9克，秦当归12克，山茱萸18克，五味子6克，太子参15克，黄芩炭6克，川苦草9克，炒地榆15克，棕榈炭、海螵蛸各9克，刘寄奴12克。6剂，水煎服。

三诊(4月27日)：服上方3剂血已止，共带经8天，患者喜谓：此种情况为前所未有。眩晕未作，食纳有加，二便如常，潮热亦无复发，惟稍劳仍有腰酸神疲，舌脉如前。

再议补气血，开胃气，滋化源，以复其血。

方药：生黄芪、太子参各15克，山茱萸、川续断、桑寄生、炒杜仲、金狗背各9克，广陈皮6克，炒神曲12克，炒黄芩4.5克，生侧柏、川苦草各9克。5剂，水煎服。

效果：药后诸差悉平，嘱每日上午服归脾丸1剂，下午服六味地黄丸1剂，半个月。并加强营养，调摄精神，勿过于劳。此后，又三次经潮，周期色量均已复常，查血色素13克。

二、本章药膳

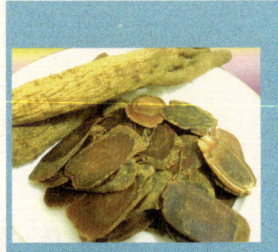

（1）血崩昏暗

固本止崩乌鸡汤：大熟地30克，白术30克，黄芪9克，当归15克，黑姜6克，人参9克，乌鸡100克，姜、葱、盐等调料少许。

（2）郁结血崩

平肝开郁止血香菇粥：白芍30克，白术30克，当归30克，丹皮9克，三七根9克，生地9克，甘草6克，荆芥6克，柴胡3克，小米100克，香菇20克，姜、葱、盐等调料少许。

（3）闪跌血崩

逐瘀止血酒：生地30克，大黄9克，赤芍9克，丹皮3克，当归尾15克，枳壳15克，龟板9克，桃仁15克，高粱酒600毫升。

（4）血海太热血崩

清海墨鱼鳖甲汤：熟地15克，山茱萸9克，山药9克，丹皮9克，麦冬肉9克，白术15克，白芍15克，地骨皮9克，干桑叶9克，玄参15克，沙参9克，石斛9克（去龙骨、北五味），墨鱼100克，鳖甲约500克，姜、葱、盐等调料少许。

（一）血崩昏暗

【原文摘译】

有些妇女会突然出现阴道大量出血不止的血崩，兼有两眼昏黑视物不清，昏晕倒地，不省人事的症状，人们都以为是因火热炽盛而扰动血液所引起。但是这类的火热并不是实火，而是虚火。

……《傅青主女科•六》

【症状表现】

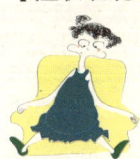

本证的症状特点是，有些妇女在月经来潮的时间之外，突然出现阴道大量出血不止，兼有两眼昏黑视物不清，昏晕倒地，不省人事等症状，称为血崩。

引起这类血崩的原因，主要是体内的火热邪气太过于炽盛的缘故。但是，读者应当留意的是，火热邪气又可以分为实火与虚火两类。

【临床问答】

1.问：实火与虚火都会引起血崩，这两者有什么区别?

答：造成实火的原因，主要是因外邪入里化热，或是因痰湿壅阻、气滞血淤、宿食停滞所引起，由于患者的气血大多比较充盛，表现为面红目赤、口干口渴、小便黄等症状。

虚火则是由于体内的阴液亏损不足，阴液不能约制阳气，导致阳气过于亢盛而化为火热，患者表现为手脚心出汗、脸部颧骨发红、烦躁、心悸等症状。

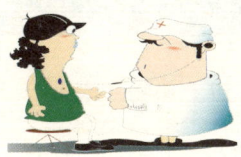

2.问：实火血崩与虚火血崩属于不同的病因，那么，在调养时有什么讲究?

答：简单来说，实火血崩者体内的火热属于实体的邪气，属于实证；而虚火血崩者体内的火热属于虚浮的邪气，属于虚证。

在治疗时，实火血崩者要以清热泻火为主，稍微配伍补益气血的药物；虚火血崩者则要滋阴养血为主，稍微配伍清热泻火的药物。

以下所提供的方剂，适合用来治疗虚火所引起的血崩。

【选用方剂】固本止崩汤

大熟地一两（九蒸），白术一两（土炒焦），黄芪三钱（生用），当归五钱（酒洗），黑姜二钱，人参三钱。

血	气	引
滋阴养血	健脾益气	引血归经
熟地、当归	白术、黄芪、人参	黑姜

（1）从以上的药性说明来分析，固本止崩汤的特点是：以健脾益气药为主，以滋阴养血药为辅。

由于方中并没有任何清热利湿的药物，表示体内的虚热并不十分严重，因此本方是使用大量的滋阴养血药（熟地）来滋阴泻火。

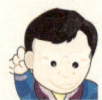

（2）整体来说，清肝止淋汤具有健脾、养血的功效，适用于虚火所引起的血崩，并不适用于实热体质。

由于本方以补益气血为主，在服用过程中，应当注意是否会出现因过于温补所引起的口干口苦、烦躁、手脚心出汗、小便偏黄、便秘等症状，千万不能服用过量，以免造成虚火又再次发生。

如果虚火严重的，可以加入丹皮5克、鳖甲20克以清退虚火。

【药膳的材料与制作】固本止崩乌鸡汤

大熟地30克，白术30克，黄芪9克，当归15克，黑姜6克，人参9克，乌鸡100克，姜、葱、盐等调料少许。

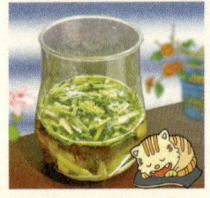

1.将以上药物浸泡于800毫升水中，浸泡约15分钟后，将药物与水一同放入高压锅中。

2.先用猛火煮沸（约5分钟），将火调小，盖上锅盖，再煮15分钟，保持适当的火候，使药液剩余约550~600毫升。

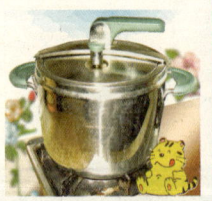

3.用滤网过滤药渣后，将乌鸡洗净切块，与药液一同放入高压锅内，加清水适量，武火煮开，盖上锅盖，改文火煮10分钟，加入姜、葱、盐等调味即成。

鸡肉：

性味甘，温；归脾、胃、肝经。

鸡肉能温中，益气，补精，添髓。用于虚劳羸瘦、中虚胃呆食少、泄泻、下痢、消渴、水肿、小便频数、崩漏、带下、产后乳少、病后虚弱等。

鸡肉含有丰富的脂肪、蛋白质、维生素，如能治脚气病的维生素B_1，能治口腔炎的核黄素，能提高血管韧性的维生素C，以及钙、磷、铁、钾、钠、氯、硫等元素。

（二）郁结血崩

【原文摘译】

有些妇女的性情十分抑郁，兼有咽干口渴，不仅呕吐并且在吞咽时感觉味酸，甚至出现阴道大量出血的血崩，一般人都根据热证来治疗，结果是有时有效而有时就无效，这是什么原因呢？这是不明白本证是因肝气郁结所引起的缘故。

……《傅青主女科·十》

【症状表现】

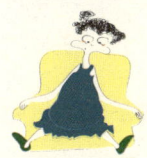

本证的症状特点是，有些妇女在月经来潮的时间之外，突然出现阴道大量出血不止，兼有咽干口渴、呕吐、吞咽时感觉味酸等症状。有人看到咽干口渴的现象，就以为是体内有火热的缘故。事实上，本证血崩是因为肝气郁结的缘故。

读者应当注意的是，造成血崩的原因有很多，比如脾虚、肾虚、火热、血淤等因素都会导致血崩，肝气郁结只是其中的一种原因。

【临床问答】

1.问：为什么肝气郁积会引起血崩？

答：肝脏具有疏泄气血以及贮藏血液的功能。

如果肝气不能被肝脏正常地疏散而郁积不通畅，就会导致肝脏也不能正常地贮藏血液，血液既然不能储存于肝，就会往下涌出，因而出现阴道大量出血的血崩。

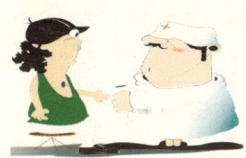

2.问：肝气郁积所引起的血崩似乎很严重，我们可以自行调养吗？

答：如果肝气郁积所引起血崩的出血量不多，断断续续、似止而不止时，可以尝试用药膳来调养，主要是以疏肝理气的药物为主，配伍清肝泻火与滋阴养血的药物，才能使出血的现象停止。

如果血崩的出血量很多，表示病情比较严重，就应当求医治疗。

以下所提供的方剂，适合用来治疗肝气郁积所引起的血崩。

【选用方剂】平肝开郁止血汤

白芍一两（醋炒），白术一两（土炒），当归一两（酒洗），丹皮三钱，三七根三钱（研末），生地三钱（酒炒），甘草二钱，荆芥二钱，柴胡一钱。

滋阴养血	健脾益气	补血止血	疏肝理气	清热活血	引血归经
白芍、当归、生地	白术	三七根	柴胡	丹皮	荆芥

（1）从以上的药性说明来分析，平肝开郁止血汤的特点是：以疏肝理气药为主，以滋阴养血药为辅。

由于方中使用多量的疏肝理气药（柴胡）、清热活血药（丹皮）以及补血止血药（三七根），为了防止因为过度理气活血而损伤气血，因此又加入白术以健脾益气。

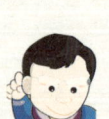

（2）整体来说，平肝开郁止血汤具有疏肝理气的功效，适用于肝气郁积所引起的血崩，并不适用于内有火热邪气的实热体质。

在服用过程中，应当注意是否会出现因为过度理气活血而损伤气血的症状，比如疲劳倦怠、消化不良、腹部胀满等，千万不能服用过量。

如果脾胃虚弱比较严重的，可以加入薏苡仁20克、茯苓15克以补益脾气。

【药膳的材料与制作】平肝开郁止血香菇粥

白芍30克，白术30克，当归30克，丹皮9克，三七根9克，生地9克，甘草6克，荆芥6克，柴胡3克，粳米100克，香菇20克，姜、葱、盐等调料少许。

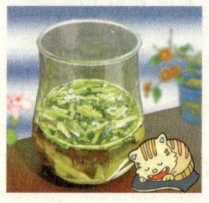

1.将以上药物浸泡于800毫升水中，浸泡约15分钟后，将药物与水一同放入高压锅中。

2.先用猛火煮沸（约5分钟），将火调小，盖上锅盖，再煮15分钟，保持适当的火候，使药液剩余约550~600毫升。

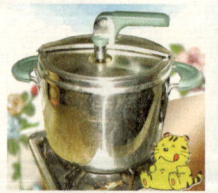

3.用滤网过滤药渣后，将粳米、香菇（切小片）加入药液，用小火煮成粥（约20分钟），按照个人口味调入姜、葱、盐，可以作为正餐的主食，或是点心来食用。

粳米（大米）：
性味平，无毒，味甘，淡；归脾、胃经。

粳米能补中益气，平和五脏，止烦渴，止泄，壮筋骨，通血脉，益精强志。主治泻痢、胃气不足、口干渴、呕吐、诸虚百损等。

粳米含有丰富的淀粉、蛋白质，还含有多种维生素，如维生素B_1、维生素B_2、维生素C、脂肪以及多种有机酸和单糖，少量的钙、磷、铁等营养成分。

（三）闪跌血崩

【原文摘译】

有些妇人是因从高处坠落，或是因闪挫受伤，以致出现阴道流出败恶黑血，好像血崩一般，如果根据血崩证来治疗，不但没有改善反而又会加重病情。这类病证的症状，用手触按时会感觉疼痛，病久了则面色出现萎黄，形体消瘦，肌肤干枯，这是由于淤血所引起的缘故，与血崩证完全不同。

……《傅青主女科·十一》

【症状表现】

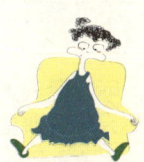

本证的症状特点是因为外伤所引起的血崩，表现为面色萎黄、形体消瘦、肌肤干枯，本证虽然与上例都同样会出现阴道流血的症状，但是两者的血崩证完全不同，如果误用治疗上例血崩证的方法来施治，反而会加重病情。

这是因为上例的血崩证是因为体内的气血脏腑受损而引起，本证则是因为外伤造成气滞血淤，进一步影响到气血脏腑而引起血崩。

【临床问答】

1.问：外伤为什么也会导致血崩呢？

答：这是因为严重的外伤会造成淤血停滞，如果淤血十分严重甚至影响到体内气血的运行，将导致血液不能正常地新陈代谢，淤旧的败血无处可化，就会往下而出，因而出现阴道流出败恶黑血，好像血崩一般。

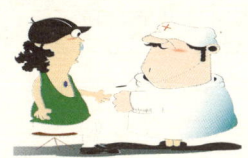

此处必须提醒读者，并不是所有淤血的患者都会出现血崩，有些患者，由于淤旧的败血不经由下而出，就会逆行而上，以致出现吐血的现象。

2.问：这么说来，血崩的病因可以分为外伤与内因两类，那么，在调养时有什么不同的讲究？

答：治疗内因引起的血崩，不论是脾虚、肾虚、火热等因素，必须根据气血虚实强弱的不同，有些必须先补益气血，有些必须先祛除邪气，之后才能止血。

治疗外伤所引起的血崩，则不能马上使用补益气血的药物，必须使用活血化淤法来祛除淤血，只要能使淤血化除，则血崩自然能够停止。

以下所提供的方剂，适合用来治疗外伤所引起的血崩。

【选用方剂】逐淤止血汤

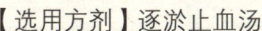

生地一两（酒炒），大黄三钱，赤芍三钱，丹皮一钱，当归尾五钱，枳壳五钱（炒），龟板三钱（醋炙），桃仁十粒（泡炒，研）

血	气	肝	清	泻
滋阴破症瘕 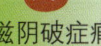 龟板、生地	活血化淤 当归尾、桃仁	疏肝理气 枳壳	清热活血 赤芍、丹皮	泻下淤血 大黄

（1）从以上的药性说明来分析，逐淤止血汤的特点是：以活血化淤药为主，以滋阴养血药为辅。

由于方中使用大量的大黄、赤芍、丹皮、当归尾、枳壳、桃仁来理气活血，很容易导致气血受损，因此方中又加入生地、炒龟板以滋阴养血。

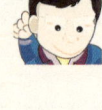

（2）整体来说，逐淤止血汤具有活血化淤的功效，适用于治疗外伤所引起的实证血崩，并不适用于气弱血虚的虚证体质。

在服用过程中，应当注意是否会出现因为过度活血化淤而损伤气血的症状，比如头晕昏眩、疲劳倦怠、四肢肌肉抖动、心悸、食欲减退等通利太过的症状，不可服用过量。

如果兼有气虚者，可以配伍人参10克、黄芪15克；如果兼有血虚者，可以配伍当归5克、白芍5克。

【药膳的材料与制作】逐淤止血酒

生地30克，大黄9克，赤芍9克，丹皮3克，当归尾15克，枳壳15克，龟板9克，桃仁15克，高粱酒600毫升。

高粱：

性味温，无毒，味甘、涩；归脾、胃、肺经。

高粱能益中，健脾，利气，止泄，化痰，安神。主治霍乱、便溏腹泻、痰湿咳嗽、失眠多梦等。

高粱所含糖类几乎与粳米相等，而蛋白质、脂肪、膳食纤维素的含量均高于粳米。

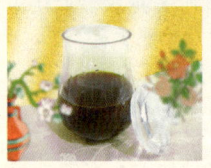

1.将以上药物捣碎，浸泡于600毫升高粱酒中，浸泡约30分钟。

2.用小火煎煮约15分钟（再用焖烧锅闷20分钟），使剩余的药液约300~400毫升（以酒煎煮时，要注意安全，火候不可太大，锅盖不能密闭，以免酒水溢出而引燃）。

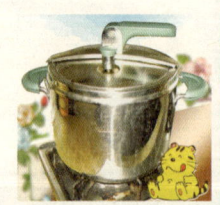

3.用滤网过滤药渣后，将剩余的药液贮存于瓶中，每日3次，每次温饮20毫升。

（四）血海太热血崩

【原文摘译】

有些妇女经常在每次行房之后，月经就来潮，经血量多，犹如血崩一般。人们以为是子宫中的胞胎受到损伤，因而触动了血脉而造成出血，谁知道却是因子宫血海太热，不能固摄经血的缘故！

……《傅青主女科·十二》

【症状表现】

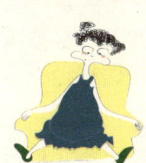

本证的症状比较特殊，症状特点是，有些妇女在每次行房之后，月经就来潮，经血量多好像血崩一般。这种情况有点类似于体内有火热邪气壅积的血热证，但是为什么会在每次行房后才出现血崩的现象呢？

这当中的原因十分复杂，简单来说，就是心、肝、脾、肾都出现问题，可见这类的病证更为严重。

【临床问答】

1.问：血海太热血崩是什么意思，可以说得详细一点吗？

答：这是指这类患者通常体内原本就有火热邪气壅积。

当妇女在行房交合时，由于心中的情欲引发心火与肾火，导致火热更为炽盛，于是火热经由心肾而牵连到脾、肝，造成脾、肝的功能发生病变，导致血液的代谢功能失常，因而出现血崩。

2.问：那么这类火热邪气是属于虚火或实火，我们应当如何调养？

答：妇女之所以在每次行房后才出血，表示引起这类血崩的火热邪气属于虚火。如果是因实火所引起，应当整日甚至长期不定时出血，而不会只在行房后才出血。

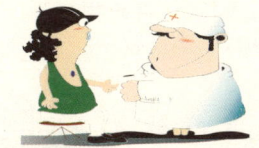

实火与虚火的区别在于造成实火的原因主要是因外邪入里化热，或是因痰湿壅阻、气滞血淤、宿食停滞所引起，此时患者的气血大多比较充盛，表现为面红目赤、口干口渴、小便黄等症状。虚火则是由于体内的阴液亏损不足，阴液不能制约阳气，导致阳气过于亢盛而化为火热，患者表现为手脚心出汗、脸部颧骨发红、烦躁、心悸等症状。

以下所提供的方剂，适合用来治疗虚火所引起的血崩。

【选用方剂】清海丸

> 熟地一斤（九蒸），山茱萸十两（蒸），山药十两（炒），丹皮十两，北五味二两（炒），麦冬肉十两，白术一斤（土炒），白芍一斤（酒炒），龙骨二两，地骨皮十两，干桑叶一斤，玄参一斤，沙参十两，石斛十两。

血	气	涩	清	散
滋阴养血 熟地、山茱萸、山药、北五味、麦冬肉、白芍、沙参、石斛	健脾益气 白术	收涩止泻 龙骨	清热凉血 玄参、丹皮、地骨皮	辛凉发散 干桑叶

（1）从以上的药性说明来分析，清海丸的特点是：以滋阴养血药为主，以清热凉血药为辅。

由于所用的清热凉血药（玄参、丹皮、地骨皮）的用量颇大，表示体内的邪热比较严重，因此，又使用大量的滋阴养血药来滋阴泻火。

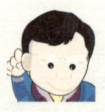

（2）整体来说，清海丸具有清热凉血的功效，但仍然是以滋阴养血为主，适用于虚火所引起的血崩，并不适用于肝火炽盛的实热体质。

在服用过程中，由于清海丸的药性偏于滋腻寒凉，应当注意是否出现手脚无力、胃肠鸣胀、食欲减退、腹泻等清泻太过的症状，不可服用过量。

如果脾胃虚弱比较严重，可以加入白术10克、茯苓15克以补益脾气，加强脾胃的运化功能。

【药膳的材料与制作】清海墨鱼鳖甲汤

熟地15克，山茱萸9克，山药9克，丹皮9克，麦冬肉9克，白术15克，白芍15克，地骨皮9克，干桑叶9克，玄参15克，沙参9克，石斛9克（去原方中的龙骨与北五味），墨鱼100克，鳖甲约500克，姜、葱、盐等调料少许。

墨鱼：

性味甘、咸，平；归脾、肝、肾经。

墨鱼能滋阴养血，补益肝肾。主入血分，能滋肝肾，补血脉，理奇经，愈崩淋，利胎产，调经带，疗疝瘕，最益妇人，为妇人血虚诸症及产后乳少的最佳补益佳品。

墨鱼含有丰富的蛋白质、脂肪、碳水化合物和钙、磷、铁等元素。

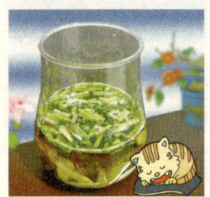

1.将以上药物浸泡于800毫升水中，浸泡约15分钟后，将药物与水一同放入高压锅中。

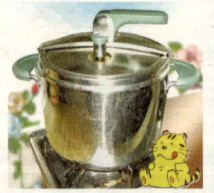

2.先用猛火煮沸（约5分钟），将火调小，盖上锅盖，再煮15分钟，保持适当的火候，使药液剩余约550~600毫升。

3.用滤网过滤药渣后，将墨鱼、鳖甲洗净切块，与药液一同放入高压锅内，加清水适量，武火煮开，盖上锅盖，改文火煮15分钟，加入姜、葱、盐等调味即成。

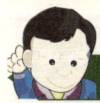

临床上，崩漏常见的类型有以下5种：

1.脾虚：大多是由于脾胃虚弱、饮食没有节制、劳累过度、思虑过度，或是大病久病等因素而损伤脾气，造成气虚而不能固摄血液，以致在非月经来潮的期间，出现经血暴下不止的现象。

2.肾虚：大多是由于先天的体质比较衰弱、或是因为多产(包含人工流产、屡孕屡堕)、房劳过度、或是服用过多的西药等因素而损伤肾脏，造成肾气、肾阳或是肾阴亏虚不足，不能濡养冲脉与任脉，因而在非月经来潮的期间，出现崩漏的现象。

3.虚热：大多是由于久病没有痊愈，或是经常熬夜引起虚火，或是过食辛辣食物，或是纵欲过度等因素，严重耗损体内的阴液，造成阴液亏损不足而不能制约阳气，于是偏亢的阳气与阴液脱离而形成虚热，当虚热形成后，就会逼迫体内的血液妄行而下，以致出现崩漏的现象。

4.实热：这类妇女的体质通常比较强壮，由于气血比较充足，如果食用过多辛燥食物，或是外感邪气没有痊愈入里而化热，或是燥屎停滞于胃肠道之间，阻滞气血的运行，因而引起体内实热邪气逐渐壅积，如果实热邪气逼迫血液妄行而下，就会出现崩漏的现象。

5.血淤：主要是因为外伤撞击、暴饮暴食而损伤脾胃功能，或是过食寒凉的食物而导致寒气停滞于子宫之内，或是因为情绪过度忧郁而造成气滞血淤，导致血液运行不畅而不能正常归回于血脉，就会出现崩漏的现象。

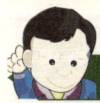

某女，27岁，近几个月以来，在非月经来潮的期间，出现经血淋漓日久不尽，血色淡，质地清稀，神疲乏力，食欲不振，大便不成形，舌淡胖，苔白，脉沉弱。

【症状分析】

本证是由于脾胃的运化长期失调，因而形成以气虚为主的虚证。由于阳气严重亏虚不足，阳气不能收摄血液，导致血液溢出于血脉之外，因此出现血崩的现象。

经血淋漓日久不尽（表示阳气亏虚不足）

血色淡，质地清稀（属于阳气亏虚或血液亏虚）

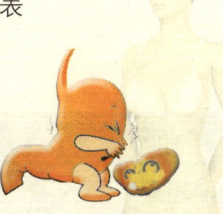

脾气亏虚

神疲乏力（表示阳气亏虚不足）

食欲不振，大便不成形（表示脾胃的运化功能衰弱）

舌淡胖，苔白，脉沉弱（属于虚证的症状）

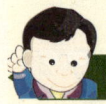

实例说明2

某女，48岁，容易头晕耳鸣，面色晦暗，腰脊酸软，近几个月以来，在非月经来潮的期间出现经血暴下不止，颜色淡红，质地清稀，小腹空坠，舌淡苔白，脉沉弱。

【症状分析】

　　本证属于以肾气虚为主的病证。由于本证还没有发展至出现阳虚、阴虚或是其他实证的症状表现，因此可以单纯地用补益肾气的药物来治疗（当然，仍然必须配伍其他滋阴或养血的药物）。

　　一般的读者，即使从本证的症状可以判断出属于气虚为主的虚证，但在临床上，还必须更进一步地判断是以肾气虚为主还是以脾气虚为主，由于这两者的病因并不相同，如果补错位置，就会影响疗效。

头晕耳鸣，面色晦暗，腰脊酸软（表示肾虚）

小腹空坠（表示脾肾温熙脏腑气血的功能失调）

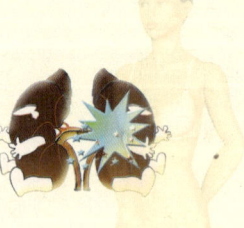

经血暴下不止，颜色淡红，质地清稀（表示阳气亏虚不足，不能收摄血液）

肾气亏虚

舌淡苔白，脉沉弱（属于虚证的症状）

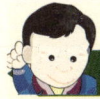

实例说明3

某女，24岁，近3个月以来，面颊两侧出现潮红，烦躁郁闷，咽干口燥，小便偏黄，大便干结，月经周期通常提前10余天，在非月经来潮的期间，偶尔出现少量的经血，并且淋漓不止，经血颜色鲜红，舌红少苔，脉细数。

面颊潮红（表示阴液亏虚不足）

烦躁郁闷（表示体内的气机壅滞而不通畅）

咽干口燥，小便偏黄，大便干结（表示阴液亏虚不足）

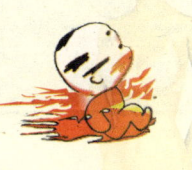

阴虚内热

【症状分析】

本证的形成，主要是由于阴液长期亏虚不足，才造成虚热的产生。由于虚热煎灼气血，因此出现咽干口燥、小便偏黄、大便干结等看起来似乎是属于实证的症状。读者此处应当留意，本证真正的病因并不是实证，而是阴液亏虚不足的虚证，换句话说，本证属于偏重于虚证为主的虚实夹杂证。

月经周期通常提前10余天（属于月经先期的症状）

在非月经来潮的期间，偶尔出现少量的经血，并且淋漓不止（表示阴液亏虚不足）

经血颜色鲜红（表示体内有邪热壅滞）

舌红少苔，脉细数（表示阴液亏虚不足或邪热壅滞）

【选用药膳】清海墨鱼鳖甲汤
熟地15克，山茱萸9克，山药9克，丹皮9克，麦冬肉9克，白术15克，白芍15克，地骨皮9克，干桑叶9克，玄参15克，沙参9克，石斛9克，墨鱼100克，鳖甲约500克，姜、葱、盐等调料少许。

实例说明4

某女，43岁，月经周期不固定，经常出现小腹疼痛，上个月在非月经来潮的期间，突然出现经血下注，量时多时少，并且淋漓不断，颜色偏黑且夹杂有血块，排出血块后则疼痛稍减，舌质紫暗淤点，脉弦涩。

【症状分析】

本证并没有出现任何虚证的症状，因此不属于虚证。综合以上的症状来判断，特别是从舌质紫暗淤点与脉象弦涩的症状，更加可以推断本证属于实证中的血淤证。

血淤证的特点是经血的颜色偏黑且夹杂有血块，并且在排出血块后则疼痛稍减。在治疗这类病证时，千万不能用补法，必须使用活血化淤的药物来祛除体内的淤血，当然，在活血化淤的同时，必须配伍补益气血的药物，才不会损伤气血。

小腹疼痛（表示体内有气血淤阻）

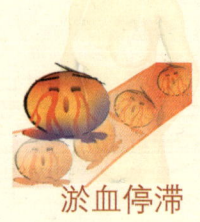

淤血停滞

颜色偏黑且夹杂有血块，排出血块后则疼痛稍减（表示气血淤阻）

在非月经来潮的期间，突然出现经血下注，量时多时少，并且淋漓不断（表示气血溢出于血脉，属于血崩的症状）

舌质紫暗淤点，脉弦涩（属于实证中的血淤证）

【选用药膳】逐淤止血酒
生地30克，大黄9克，赤芍9克，丹皮3克，当归尾15克，枳壳15克，龟板9克，桃仁15克，高粱酒600毫升。

第4章 月 经 病

一、名医医案

梁某，女，30岁，已婚。

初诊(1978年4月3日)：患者自述婚前经期正常，婚后因病服药不慎，遂至长期经期失调，初起月经2~3个月或6~7个月一次，经量或多或少。从1971年5月29日起，月经停止。初以为有孕，未加治疗，后经妇检证实为闭经。曾先后用人工周期法及服中药除湿、活血通经之剂，均未获效。患者闭经后身体渐见肥胖，时有头疼胸闷心跳。脉细弱，舌胖苔白。

辨证：精血不足，血虚经闭。

治法：滋养精血，调理冲任。

方药：柏子仁丸加味。

卷柏9克，泽兰9克，当归尾9克，川续断 9克，怀牛膝9克，熟地21克，柏子15克。水煎服3剂。

二诊(4月7日)：患者服药后，觉少腹微疼有经来之兆。继用前法去当归尾。

方药：柏子仁15克，卷柏9克，泽兰9克，川续断12克，怀牛膝12克，熟地黄24克。水煎服3剂。

三诊(4月9日)：服前方一剂，月经已通，经色初鲜红，后浓油，经量正常，脉细缓，舌红苔白。月经通而经色鲜红，是挟数之象，逐改用四物汤加味。

当归12克，熟地黄24克，川芎9克，白芍15克，丹皮9克，黄芩6克，川续断9克，炙甘草6克。3剂。

以后经前三日均服柏子仁丸以巩固，经调理数月，月经恢复正常。

二、本章药膳

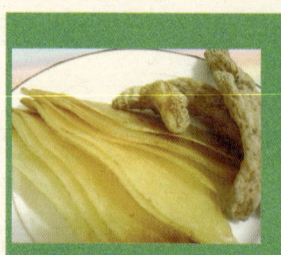

（1）经水先期

清经粥：丹皮9克，地骨皮15克，白芍9克，大熟地9克，青蒿6克，白茯苓3克，黄柏1.5克，薏苡仁100克，白糖适量。

两地粥：大生地30克，玄参30克，白芍药15克，麦冬肉15克，粳米100克，白糖适量。

（2）经水后期

温经摄血黑豆粥：熟地30克，白芍30克，川芎15克，白术15克，柴胡1.5克，五味子1.5克，续断3克，肉桂1.5克，黑豆100克，白糖适量。

（3）经水先后无定期

定经粥：菟丝子30克，白芍30克，当归30克，熟地15克，山药15克，白茯苓9克，荆芥6克，柴胡3克，小米100克，白糖适量。

（4）经水数月一行

助仙鳝鱼汤：白茯苓15克，陈皮15克，白术9克，白芍9克，山药9克，菟丝子6克，杜仲3克，甘草3克，鳝鱼500克，料酒、葱、生姜、蒜、味精等适量。

（5）经水忽来忽断、时疼时止

加味四物粥：熟地30克，白芍15克，当归15克，川芎9克，白术15克，粉丹皮9克，玄胡3克，甘草3克，柴胡3克，粳米100克，红糖适量。

（6）经水未来腹先疼

宣郁通经鲫鱼汤：白芍15克，当归15克，丹皮15克，山栀子9克，白芥子6克，柴胡3克，香附3克，川郁金3克，黄芩3克，甘草3克，鲫鱼约100克，姜、葱、蒜、盐等调料少许。

（7）行经后少腹疼痛

调肝甲鱼汤：山药15克，阿胶9克，当归9克，白芍9克，山茱萸肉9克，巴戟3克，甘草3克，鳖500克，料酒适量，姜、葱、盐等调料少许。

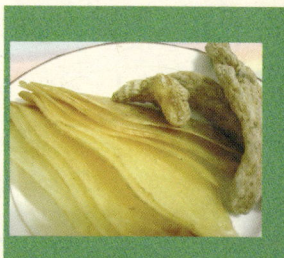

（8）经水将来脐下先疼痛

　　温脐化湿鲤鱼冬瓜汤：白术30克，白茯苓9克，山药15克，巴戟肉15克，炒扁豆9克，白果20克，莲子30克，鲤鱼、冬瓜各50克，姜、葱、盐等调料少许。

（9）经水过多

　　加减四物汤炖鸭肉：熟地30克，白芍9克，当归15克，川芎6克，白术15克，荆芥9克，山茱萸9克，续断3克，甘草3克，鸭肉约100克，姜、葱、盐等调料少许。

（10）经前泄水

　　健固豆豉羊肉汤：人参15克，白茯苓9克，白术30克，巴戟15克，薏苡仁9克，豆豉50克，羊肉100克，生姜10克，葱、盐等调料少许。

（11）年未老经水断

　　益经汤炖猪蹄：熟地30克，白术30克，山药15克，当归15克，白芍9克，生枣仁9克，丹皮6克，沙参6克，柴胡3克，杜仲3克，人参6克，猪蹄2只，料酒15毫升，姜、葱、盐等调料少许。

（一）经水先期

【原文摘译】

有些妇女患月经提前数天而来、经水的量浪多的病证，人们以为是血热太盛的缘故，事实上却是肾中的肾阴与肾阳太过于旺盛所引起！

……《傅青主女科•十五》

【症状表现】

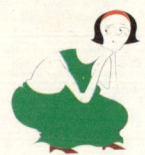

本证在临床上十分常见，症状特点是，有些妇女的月经经常提前好几天，月经的量浪多，称为月经先期。

引起月经先期的原因有很多，比如脾气虚、肾气虚、肝气郁积、血热等因素，都会导致月经先期。本例只是这些病证之中的一种类型，读者千万不要以偏概全。

【临床问答】

1.问：既然有这么多的因素会引起月经先期，那么，我们应当如何分辨这些不同类型的病证？

答：虽然引起月经先期的病因有很多，但是，不外乎实证与虚证两类。

实证的病因主要为血热或是肝气郁积，通常患者表现为烦躁、口渴口苦、小便偏黄、舌苔偏红、脉象偏数等症状。

至于虚证的病因，不论是脾气虚或是肾气虚，通常患者表现为精神不振、神疲乏力、腰膝酸软、舌苔偏白、脉象偏弱等症状。

读者只要明白这两类的特征，就自然容易分辨不同的病证。

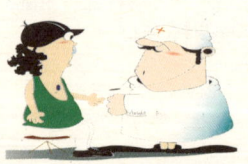

2.问：实证与虚证两类都会导致月经先期，那么，我们应当如何调养？

答：治疗月经先期实证，由于这类患者的体内有火热邪气或是肝气郁积等邪气存在，必须以祛邪为主，之后才能进行温补。

治疗月经先期虚证，由于这类患者纯粹属于虚弱的体质，并没有夹杂其他邪气，因此可以马上根据症状来进行温补。

以下所提供的方剂，清经散适合用来治疗热证所引起的月经先期，两地汤则适合用来治疗虚证体质。

【选用方剂】清经散、两地汤

> 清经散：丹皮三钱，地骨皮五钱，白芍三钱（酒炒），大熟地三钱（九蒸），青蒿二钱，白茯苓一钱，黄柏五分（盐水浸炒）。
>
> 两地汤：大生地一两（酒炒），玄参一两，白芍药五钱（酒炒），麦冬肉五钱，地骨皮三钱，阿胶三钱。

血	气	清	清
滋阴养血	健脾益气	清热泻火	清退虚热
熟地、生地	白茯苓	丹皮、黄柏	地骨皮、青蒿
玄参、白芍药、			
麦冬肉、阿胶			

（1）从以上的药性说明来分析，清经散、两地汤的特点是：

清经散以清热泻火药为主（丹皮、地骨皮、青蒿、黄柏的用量较多），适用于虚火较重所引起的月经先期。

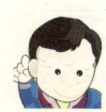

两地汤以滋阴养血药为主（大生地、白芍药、麦冬肉、阿胶的用量较多），适合用来治疗气血亏虚较重所引起的月经先期。

（2）在服用过程中，由于清经散的药性偏于寒凉，应当注意是否出现手脚无力、胃肠鸣胀、食欲减退、腹泻等清泻太过的症状，不可服用过量。由于两地汤的药性偏于滋腻，应当注意是否出现脘腹不舒、胃口不佳或是大便溏泻等滋阴养血太过的症状，不可服用过量。

对于脾胃虚弱者，可以加入白术10克、茯苓15克以补益脾气，加强脾胃的运化功能。

【药膳的材料与制作】清经粥、两地粥

清经粥：丹皮9克，地骨皮15克，白芍9克，大熟地9克，青蒿6克，白茯苓3克，黄柏1.5克，薏苡仁100克，白糖适量。

两地粥：大生地30克，玄参30克，白芍药15克，麦冬肉15克，粳米100克，白糖适量。

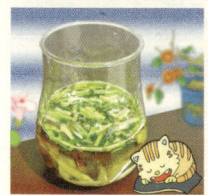

1. 将以上药物浸泡于800毫升水中，浸泡约15分钟后，将药物与水一同放入高压锅中。

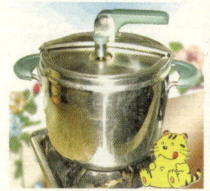

2. 先用猛火煮沸（约5分钟），将火调小，盖上锅盖，再煮15分钟，保持适当的火候，使药液剩余约550~600毫升。

3. 用滤网过滤药渣后，将薏苡仁或粳米加入药液，用小火煮成粥（约20分钟），按照个人口味调入白糖，可以作为正餐的米食，或是点心来食用。

薏苡仁：

性味凉，味甘、淡；归脾、胃、肺经。

薏苡仁能清热利湿，健脾补肺，舒筋，排脓，除痹。主治脾胃虚弱、便溏腹泻，或带下病、脚气肿痛、手足拘挛、肺痛咳唾痰等。

薏苡仁所含糖类较多，同粳米相当，但蛋白质、脂肪则比粳米多，并含有人体所必需的氨基酸、维生素等。

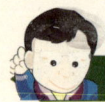

月经先期：如果妇女的月经周期提前7天以上，甚至提前超过10天就来潮一次，并且连续2个周期以上的，称为"月经先期"。

临床上，月经先期的类型有以下两种：

1.气虚：又可以分为脾气虚与肾气虚两类。

①脾气虚：大多是由于患者的体质比较虚弱，饮食没有节制，劳累过度和思虑过度，或是大病久病等因素而损伤脾气，造成气虚而不能固摄血液，因此出现月经先期的现象。

②肾气虚：大多是由于患者先前的体质比较衰弱，或是因为多产(包含人工流产、屡孕屡堕)、房劳过度等因素而损伤肾脏，以致肾气亏虚不足，不能化为肾精来充营冲脉与任脉，由于冲、任两脉不能制约经血，因此出现月经先期的现象。

2.血热：可以分为阳盛血热、阴虚血热与肝郁血热三类，这三类因素都会引起血热的产生，以致逼迫经血妄行，因而出现月经先期的现象。

①阳盛血热：是指这类患者的体质比较强壮，由于气血比较充足，又因食用过多辛燥动血的食物，或是外感燥热的邪气而没有痊愈，以致造成体内的阳气太过于炽盛，因此形成血热。

②阴虚血热：是指这类患者平常体内的阴液已经不充足，又因为过食辛辣的食物，或是久病不愈，或是纵欲过度，导致阴液更加亏虚不足而不能制约阳气，以致造成体内的虚火太过于炽盛，因此形成血热。

③肝郁血热：是指这类患者大多表现为情绪郁闷烦躁，因此很容易损伤肝脏，造成肝气郁积，并且影响到气血正常的运行，由于气血的运行不通畅，最终就会形成血热。

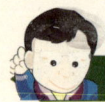

某女，20岁，最近几个月以来月经提前半个月来潮，经量偏多，并且淋漓不能干净，兼有口渴，牙龈经常出血，脸上满布青春痘，心烦心悸，腰膝酸软，小便偏黄，大便干硬，舌淡红，苔薄黄，脉细数。

月经提前半个月来潮，经量偏多，并且淋漓不能干净（属于月经先期的症状）

口渴，牙龈经常出血，脸上满布青春痘（表示阴液亏虚，或是体内有邪热壅滞）

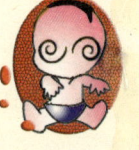

阴虚血热

【症状分析】

本证是由于肝肾的阴液亏虚不足，造成虚热内生，由于虚热蒸熏于体内，因此出现口渴，牙龈经常出血，脸上满布青春痘等症状；由于虚热逼迫血脉中的气血，因而造成气血溢出于血脉之中而形成血崩的现象。

心烦心悸（表示邪热扰乱气血）

腰膝酸软（表示肾阴不足）

小便偏黄（表示邪热壅滞），大便干硬（表示阴液亏虚不足）

舌淡红，苔薄黄，脉细数（属于体内有邪热壅滞的症状）

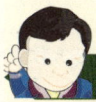

实例说明2

某女，23岁，月经经常提前数天来潮，经量少而颜色深褐，兼有胸闷，口干口苦，乳房作胀，小腹疼痛，腰部酸楚，五心烦热，小便偏黄，舌苔薄黄，脉弦数。

【症状分析】
　　本证是由于肝气郁积所形成的病证。由于肝气郁积造成体内气血的运行不通畅，因此出现小腹疼痛与腰部酸楚等症状；由于肝气郁积日久而损伤体内的阴液，因此出现五心烦热与小便偏黄等症状。从脉象弦数的这个症状来判断，弦数脉表示气血仍然比较充足，属于实证的脉象，因此本证属于虚实夹杂证。

月经经常提前数天来潮（属于月经先期的症状）

经量少而颜色深褐（表示气血不足或是气滞血淤）

胸闷，口干口苦，乳房作胀（表示肝气郁积）

小腹疼痛，腰部酸楚（表示气血淤阻）

五心烦热（表示阴液亏虚不足）

小便偏黄（表示体内有邪热）

舌苔薄黄，脉弦数（属于实证的症状）

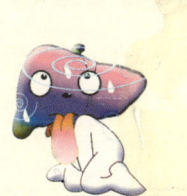

肝气郁积

（二）经水后期

【原文摘译】

有些妇女患月经推迟而经量却很多的，人们以为是血虚所引起的病证，事实上这并不是血虚！

……《傅青主女科•十六》

【症状表现】

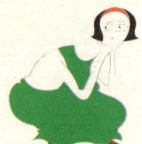

本证在临床上极为常见，症状特点是，有些妇女的月经经常延后好几天，月经的量很多，称为月经后期。

引起月经后期的原因有很多，比如血虚、肾虚、气滞、虚寒、实寒等因素，都会导致月经后期，也会造成月经的量很多。这种情况与前一例月经先期的案例相同，本例只是这些病证之中的一种类型，读者千万不能混淆。

【临床问答】

1.问：由经水先期的病例我们已经知道实证与虚证的区别，但是此例中提到虚寒、实寒也会引起月经后期，我们应当如何分辨虚寒与实寒的不同？

答：一般来说，出现月经后期并且月经的量偏少的，通常属于虚寒证；出现月经后期并且月经的量偏多的，通常属于实寒证。

除此之外，虚寒证表示体内的阳气亏虚，因此患者兼有小腹隐隐而痛、喜暖喜按、体力偏弱、腰酸无力、大便稀溏等症状。

实寒证表示体内的寒邪壅滞，因此患者兼有小腹冷痛拒按、体力尚可、口吐清水等症状。

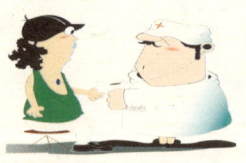

2.问：虚寒证与实寒证都会导致月经后期，那么，我们应当如何调养？

答：简单来说，虚寒证是以虚为主，同时兼有寒邪，表示虚证较重而寒邪较轻；实寒证是以寒为主，同时兼有虚证，表示寒邪较重而虚证较轻。

因此，治疗月经后期虚寒证应当以温补为主，以祛寒为辅；治疗月经后期实寒证则应当以祛寒为主，以温补为辅。

以下所提供的方剂，适合用来治疗实寒证所引起的月经后期。

【选用方剂】温经摄血汤

> 大熟地一两（九蒸），白芍一两（酒炒），川芎五钱（酒洗），白术五钱（土炒），柴胡五分，五味子三分，续断一钱，肉桂五分（去粗，研）。

血	湿	肝	温	肾
滋阴养血	健脾益气	疏肝理气	温肾祛寒	温补肾阳
大熟地、白芍、五味子、川芎	白术	柴胡	肉桂	续断

（1）从以上的药性说明来分析，温经摄血汤的特点是：以滋阴养血药为主，以温肾祛寒药为辅。

由于方中使用滋阴养血药的剂量比例较多，因此又加入白术以健脾益气。方中续断、肉桂的用量不大，表示体内的寒邪不太严重。

如果寒邪严重者，可以加入附子3克、干姜3克。

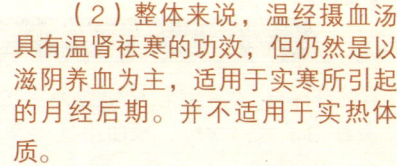

（2）整体来说，温经摄血汤具有温肾祛寒的功效，但仍然是以滋阴养血为主，适用于实寒所引起的月经后期。并不适用于实热体质。

在服用过程中，由于本方中滋阴养血药偏多，应当注意是否出现脘腹不舒、胃口不佳或是大便溏泻等滋阴养血太过的症状，千万不能服用过量。

如果要防止因为过度滋阴养血而造成脾胃滋腻的副作用，可以加入砂仁5克、陈皮5克理气。

【药膳的材料与制作】温经摄血黑豆粥

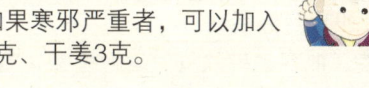

熟地30克，白芍30克，川芎15克，白术15克，柴胡1.5克，五味子1.5克，续断3克，肉桂1.5克，黑豆100克，白糖适量。

黑豆：

性味平，无毒，味甘；归肝、肺、脾、肾经。

黑豆能补肾益阴，补血活血，健脾利湿，清热解毒，利水，止盗汗，散风。主治消渴、下痢脐痛、风痉、阴毒腹痛、肾病、诸风热、腰酸膝软、夜尿频多、盗汗、须发早白，久服能延年抗衰老。

黑豆含有丰富的蛋白质、脂肪、碳水化合物，并且黑豆在植物中蛋白质含量最高且质优。

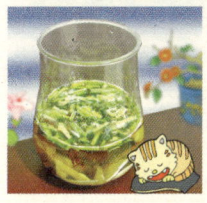

1.将以上药物浸泡于800毫升水中，浸泡约15分钟后，将药物与水一同放入高压锅中。

2.先用猛火煮沸（约5分钟），将火调小，盖上锅盖，再煮15分钟，保持适当的火候，使药液剩余约550~600毫升。

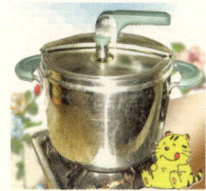

3.用滤网过滤药渣后，将黑豆加入药液，用小火煮成粥，按照个人口味调入白糖，可以作为正餐的主食，或是点心来食用。

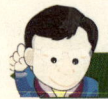

深入研究

　　月经后期：是指月经周期比正常延后7天以上，连续2个周期以上者。大多是由于肾精亏虚，气血不足或是寒滞胞脉，导致气血运行不畅所引起。

　　在临床上，月经后期常见的类型有以下5种：肾虚、血虚、虚寒、实寒、气滞。

　　以上这5种类型，与之前各种病证的情况相同，又可以概括分为虚证、实证以及虚实夹杂证。

　　1.虚证包括肾虚、血虚、虚寒这3种因素，很容易导致体内的气血不足，气血不能按时充盈子宫血脉，因此出现月经后期。

　　2.实证包括血寒、气滞这2种因素，很容易导致气血运行不畅，气血不能正常回归入于子宫血脉，因此出现月经后期。

　　3.如果虚证与实证相互兼挟，或是虚中挟实，或是实中挟虚，就会形成病情更为复杂的虚实夹杂证。

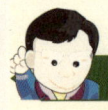

实例说明1

某女，20岁，最近几个月以来，虽然月经按期来潮，但是时间逐渐延长，每次来潮必须7～10天才能结束，并且经血淋漓不止，兼有头晕目眩，四肢冰冷，小腹隐隐而痛，喜暖喜按，腰酸，神疲乏力，大便稀溏，舌苔薄白，脉象沉迟。

【症状分析】

　　本证完全属于虚证的症状，主要是由于体内的阳气衰微，造成脾胃运化的功能低下，因而出现头晕目眩、神疲乏力、大便稀溏等气血衰弱的症状；由于阳气衰微造成体内的寒气偏盛，寒气更容易阻滞气血的运行，因此出现四肢冰冷、小腹隐隐而痛、喜暖喜按、腰酸等症状的虚寒证。

月经来潮必须7～10天才能结束，经血淋漓不止（属于经水后期的症状）

头晕目眩（表示气血不能上于头目）

四肢冰冷，小腹隐隐而痛，喜暖喜按，腰酸（表示寒邪造成气血淤阻不通）

神疲乏力，大便稀溏（表示脾胃的功能衰弱）

舌苔薄白，脉象沉迟（属于虚证的症状）

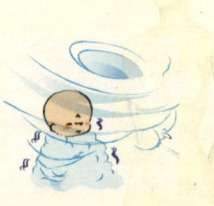

阳虚虚寒

实 例 说 明 2

某女，22岁，个性容易猜疑生气，情绪起伏较大。近几个月以来月经延迟半个月来潮，经量稀少，并且经血中夹杂有血块。除此之外，每当行经前一两天就出现精神抑郁、胸胁乳房闷胀、腹部疼痛、身体忽寒忽热、恶心等现象，舌质偏红，苔薄白，脉弦数。

【症状分析】
　　本证是由于肝气郁积造成气血的运行不通畅，因此出现胸胁乳房闷胀、身体忽寒忽热、恶心等现象；由于肝气郁积日久而造成气血淤阻不通，因此出现腹部疼痛等症状。
　　从脉象弦数来判断，弦数脉表示气血仍然比较充足，属于实证的脉象，因此本证属于以实证为主的虚实夹杂证。

月经延迟半个月来潮（属于经水后期的症状）

经量稀少（表示气弱血虚或是气血淤阻不通）

经血中夹杂有血块（表示气血型淤阻不通）

精神抑郁，胸胁乳房闷胀（表示体内的气机停滞而不通畅）

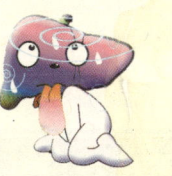

肝气郁积

腹部疼痛（表示气血淤阻不通）

身体忽寒忽热（表示体内的气血阴阳失调）

恶心（表示胃气上逆）

舌质偏红，苔薄白，脉弦数（属于实证的症状）

（三）经水先后无定期

【原文摘译】

有些妇女在月经来潮时断断续续而不畅，有时提前而有时推迟没有一定的周期，人们以为是气血虚弱所引起的，事实上是肝气郁结的缘故！

……《傅青主女科•十七》

【症状表现】

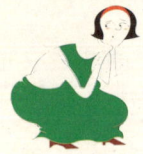 本证在临床上极为常见，症状特点是，有些妇女的月经忽前忽后没有一定的周期，并且月经的量断断续续不通畅，称为月经先后无定期。

引起本证的病因并不像月经先期或是月经后期的因素那么多，通常可以分为肾虚与肝气郁积两类。也就是说，可以将其病因分为虚证（肾虚）与实证（肝气郁积）两类，这两类病证所出现的症状彼此不同，这样，读者在分辨时就容易明了。

【临床问答】

1.问：肾虚与肝气郁积都会导致月经先后无定期，我们应当如何分辨这两类病证的不同？

答：肾虚属于虚证，患者表现为面色偏白、头晕、耳鸣、容易疲劳、腰骨酸痛、舌苔淡白、脉象细弱等症状。

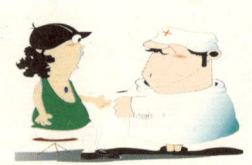

肝气郁积属于实证，患者表现为面色偏黄、胸闷、腹胀、口中发苦，或是经常叹息、烦躁、舌苔偏黄、脉象弦等症状。

2.问：对于肾虚或是肝气郁积所引起的月经先后无定期，我们应当如何调养？

答：在临床上，这两类病证的症状截然不同，读者只要掌握以上所列举的临床特征，就很容易分辨。

治疗肾虚证，必须以补肾调经为主，重点在于补虚；治疗肝气郁积证，必须以疏肝理气为主，重点在于泻实。

以下所提供的方剂，适合用来治疗肝气郁积所引起的月经先后无定期。

【选用方剂】定经汤

> 菟丝子一两（酒炒），白芍一两（酒炒），当归一两（酒洗），大熟地五钱（九蒸），山药五钱（炒），白茯苓三钱，荆芥二钱（炒黑），柴胡五分。

血	气	肝	引	肾
滋阴养血	健脾益气	疏肝理气	引血归经	温补肾阳
白芍、大熟地、当归	山药、白茯苓	柴胡	荆芥	菟丝子

（1）从以上的药性说明来分析，定经汤的特点是：以滋阴养血药为主，以健脾益气药为辅。

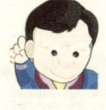

本方主要是通过调理肝、肾、气、血来疏肝理气，由于柴胡的用量不大，表示体内的肝气郁积不太严重。

如果肝气郁积严重者，可以加入佛手10克、香附5克、青皮5克。

（2）整体来说，定经汤具有补气、补血、理气的功效，虽然适用于治疗肝气郁积所引起的月经先后无定期，并不适用于内有火热邪气的实热体质。

在服用过程中，由于本方以滋阴养血药较多，药性比较温和，可以补益气血而不滋腻脾胃，如果用药得宜，本方的副作用较小，适应证较广。

【药膳的材料与制作】定经粥

菟丝子30克，白芍30克，当归30克，熟地15克，山药15克，白茯苓9克，荆芥6克，柴胡3克，小米100克，白糖适量。

小米：

性味寒，无毒，味甘；归肾、脾、胃经。

小米能益肾，益气，除热，解毒。主治寒热、小便不利、胃热消渴、筋骨挛急等。

小米含丰富的蛋白质，少量脂肪，碳水化合物的含量也比较多。此外，还含有丰富的粗纤维及钙、磷、铁、胡萝卜素、硫胺素、核黄素、尼克酸等多种微量元素，还含有多种维生素等营养成分。

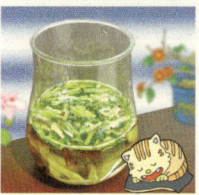

1.将以上药物浸泡于800毫升水中，浸泡约15分钟后，将药物与水一同放入高压锅中。

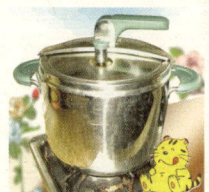

2.先用猛火煮沸（约5分钟），将火调小，盖上锅盖，再煮15分钟，保持适当的火候，使药液剩余约550~600毫升。

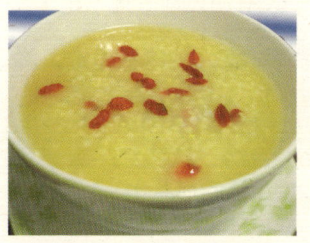

3.用滤网过滤药渣后，将小米加入药液，用小火煮成粥，按照个人口味加入白糖，可以作为正餐的主食，或是点心来食用。

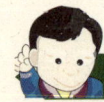

月经先后无定期（经乱）：是指患者的月经周期比正常的时间还要延长或是缩短，也就是说，月经提前7天以上来潮或是延后7天以上来潮，并且连续超过2个周期以上者。

临床上，月经先后无定期常见的类型有以下2种：

1.肝郁：这类妇女大多表现为情志抑郁，或是容易暴怒生气，造成肝脏不能正常疏泄气血，导致体内的气血失调而逆乱。如果肝脏疏泄气血的功能太过，则会出现月经先期而至；如果肝脏疏泄气血的功能不及，则会出现月经后期而来，最终就会形成月经先后无定期。

2.肾虚：这类妇女大多是由于先天的禀赋不足，或是房事过度、生产过多，或是大病久病损伤肾脏，导致肾气亏虚不足，肾气不足则不能充润冲、任两脉，冲、任两脉的功能失调，则血液就不能正常回归于血脉之中或是正常流溢于血脉之外。因此，如果血液不能正常回归于血脉之中，就会出现月经先期而至；如果血液不能正常流溢于血脉之外，就会出现月经后期而来，于是形成月经先后无定期。

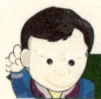实例说明1

某女，28岁，月经周期紊乱，月经来潮时必定会出现腰腹酸痛，经血的颜色较深，经量正常，兼有乳房胀痛，情绪不稳定，胸闷，口苦，舌红，脉弦细。

【症状分析】
本证完全属于实证的症状，并没有任何虚证的症状。主要是由于肝气郁积造成气血的运行不通畅，因此出现乳房胀痛、情绪不稳定、胸闷、口苦等症状；由于肝气郁积日久而造成气血淤阻不通，因此出现腰腹酸痛等症状。从脉象弦细来判断，弦细脉表示气血并没有明显地亏虚不足，属于实证的脉象，因此本证属于实证。

月经周期紊乱（属于月经先后无定期的症状）

腰腹酸痛（表示为气血淤阻）

经血的颜色较深（表示体内有邪热壅积或是气血淤阻）

经量正常（表示气血并没有明显地亏虚不足）

乳房胀痛，情绪不稳定，胸闷，口苦（表示肝气郁积）

舌红，脉弦细（属于实证的症状）

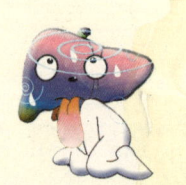
肝气郁积

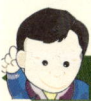

实例说明2

某女，34岁，长期性便秘，通常2～3天解便一次，口干口苦，咽喉疼痛，偶尔会出现头晕耳鸣，腰酸，月经周期不固定，月经有时提前或是延迟7～10天，经血量少，颜色偏暗，舌淡苔白，脉细弱。

【症状分析】
　　本证是由于肾脏发生病变所引起的虚证。准确来说，属于肾脏的病变通常可以分为气虚、阴虚、阳虚、肾精亏虚等四类，综合本证的症状，可以归类为是以肾阴虚为主的病证。

长期性便秘，通常2～3天解便一次（表示肠胃传导失调，以及阴液亏虚不足）

口干口苦，咽喉疼痛（表示阴液亏虚不足）

头晕耳鸣（表示气血不能上于头目）

腰酸（表示肾虚或是气血运行不畅）

肾阴亏虚

月经周期不固定（属于月经先后无定期的症状）

经血量少，颜色偏暗（表示气弱血虚或是气血淤阻）

舌淡苔白，脉细弱（属于虚证的症状）

（四）经水数月一行

【原文摘译】

有些妇女出现月经数月才来潮一次，具有正常的规津，但没有周期提前或推迟的异常情况，经水的量也没有或多或少的特殊之处，人们都认为这是不正常的现象，却不知道这并不是异常的病证。

……《傅青主女科•十八》

【症状表现】

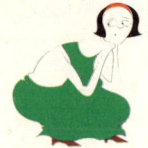

与古人相比，现代人所承受的压力明显大很多，因此，本证与"经水后期"一样，在临床上都极为常见，都是属于月经后期的病证。

本证的症状特点为好几个月才来一次月经，病情似乎比"经水后期"更为严重，但是由于每次行经所间隔的时间都具有一定的规津，月经的量也很正常，因此，原文认为这种现象并不属于病证。

但是，读者仍然需要留意，傅青主在原文中也有另行说明，有些妇女则是因为房事过度而损伤气血，在这种情况下也会出现本证的症状。

【临床问答】

1.问：同样是数月才来潮一次月经，有些人为正常的现象，有些人则属于房事过度造成气血亏虚所致，那么，我们应当如何分辨什么是正常或病态？

答：如果属于正常体质所形成的月经后期，通常不会兼有其他的病证。

如果是因为气血亏虚所引起的月经后期，则大多会兼有头晕眼花、疲劳倦怠、月经量少而清稀、舌苔淡白、脉象虚弱等症状。

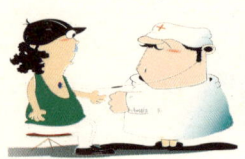

以下所提供的方剂，适合用来治疗气血亏虚所引起的月经后期。

2.问：对于气血亏虚所引起的月经后期，我们应当如何调养？

答：首先应当明白导致气血亏虚的原因，不外乎实证与虚证两类。有些人是因为房事过度所致，有些人则是因为脾胃功能衰弱所致，有些人则是因为肾气亏虚所致，还有些人是因为体内有寒气壅滞或是气血淤阻所致，不论哪种病证，必须先找出病因，之后才能针对病来进行治疗。

本证是由于气血亏虚所引起的月经后期，属于虚证，因此通常以补益气血的方式来治疗。

【选用方剂】助仙丹

> 白茯苓五钱，陈皮五钱，白术三钱（土炒），白芍三钱（酒炒），山药三钱（炒），菟丝子二钱（酒炒），杜仲一钱（炒黑），甘草一钱。

血	气	胃	肾
滋阴养血	健脾益气	健胃理气	温补肾阳
白芍	茯苓、白术、山药	陈皮	杜仲、菟丝子

（1）从以上的药性说明来分析，助仙丹的特点是：以健脾益气药与温补肾阳药为主。

方中使用杜仲、菟丝子来加强调理肝、肾，由于滋阴养血药只有白芍，理气药只有陈皮，因此本方偏重于补脾肾之气，如果服用过度容易造成气血壅塞。

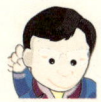

（2）整体来说，助仙丹具有补气、补血、补肾的功效，虽然适用于治疗气血亏虚所引起的月经后期。但全方完全为补益的药物，并不适用于内有火热邪气的实热体质。

在服用过程中，应当注意是否出现口干、烦躁、大便干硬等太过于温补的症状，千万不能服用过量。

如果要防止因为过度温补而造成气血壅塞的副作用，可以加入怀牛膝15克活血、知母5克清热。

【药膳的材料与制作】助仙鳝鱼汤

白茯苓15克，陈皮15克，白术9克，白芍9克，山药9克，菟丝子6克，杜仲3克，甘草3克，鳝鱼500克，料酒、葱、生姜、蒜、味精等适量。

鳝鱼：

性味温，味甘；归肝、脾、肾经。

鳝鱼能强筋骨，益气血等。主治气血不足、体虚羸瘦、产后恶露不绝、风寒湿痹、腰脚无力等病症。

鳝鱼含有蛋白质、脂肪、灰分、钙、铁以及多种维生素、氨基酸等营养成分。

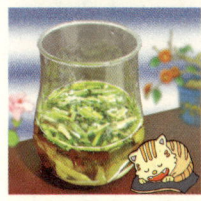

1.将以上药物浸泡于800毫升水中，浸泡约15分钟后，将药物与水一同放入高压锅中。

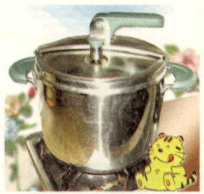

2.先用猛火煮沸（约5分钟），将火调小，盖上锅盖，再煮15分钟，保持适当的火候，使药液剩余约550~600毫升。

3.用滤网过滤药渣后，将鳝鱼洗净切成段，与药液一同放入高压锅内，加清水适量，武火煮开，盖上锅盖，改文火煮10分钟，加入姜、葱、蒜、盐等调味即成。

（五）经水忽来忽断、时疼时止

【原文摘译】

有些妇女在月经来潮时忽行忽止而不畅，下腹部时而疼痛、时而不疼，兼有一会儿发热、一会儿恶寒，人们以为是血液凝滞所引起的，谁知道是因肝气不舒的缘故！

……《傅青主女科·二十》

【症状表现】

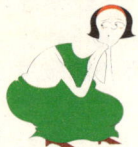

本证的症状特点是，有些妇女在月经来潮时，经血忽行忽止而不通畅，下腹部时而疼痛、时而不疼，兼有一会儿发热、一会儿恶寒的症状，由于出现疼痛的现象，气血不通则痛，于是有人误以为是血液凝滞所引起的，事实上是因为肝气不舒的缘故。

【临床问答】

1.问：为什么肝气不舒会导致一会儿发热、一会儿恶寒的症状以及月经不调呢？

答：妇女的月经不调通常是由于肝肾的功能出现问题所致。

这是因为肝脏能够疏泄人体内的气血，妇女在行经时，由于气血比平时空虚，如果此时遭受外在邪气的侵袭，肌表的经脉腠理被邪气阻塞而不通，就会出现发热、恶寒的症状。

如果邪气郁积于肌表，造成肝气的疏泄功能受损，也会损伤肾脏的功能，最终就会导致月经不调。

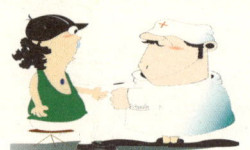

2.问：这类病证不仅具有肝气不舒的症状，还有外在邪气的症状，那么，我们应当如何调养？

答：是的，这类病证通常比较复杂，从患者所表现的症状就能明白。

不过，读者应当明白，导致这类病证发生的原因，主要是妇女在行经时气血空虚，而外在邪气乘虚而入的缘故。因此必须在补益气血时，同时兼顾疏肝解郁与祛除表邪。换句话说，必须表证与里证同时治疗，才能取得疗效。

以下所提供的方剂，适合用来治疗肝气不舒所引起的月经不调。

【选用方剂】加味四物汤

> 大熟地一两（九蒸），白芍五钱（酒炒），当归五钱（酒洗），川芎三钱（酒洗），白术五钱（土炒），粉丹皮三钱，玄胡一钱（酒炒），甘草一钱，柴胡一钱。

血	气	肝	淤	清
滋阴养血	健脾益气	疏肝理气	活血祛淤	清热活血
熟地、白芍、当归、川芎	白术、甘草	柴胡	玄胡	丹皮

（1）从以上的药性说明来分析，加味四物汤的特点是：以滋阴养血药为主，以清热、活血、理气为辅。

由于方中使用疏肝理气药（柴胡）、清热活血药（丹皮）以及活血药（玄胡）的剂量比例较多，为了防止因为过度理气活血而损伤气血，因此方中又加入白术以健脾益气。

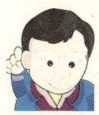

（2）整体来说，加味四物汤具有活血理气与补益气血的功效，清热的功效不大，只适用于治疗肝气不舒所引起的月经不调，并不适用于内有火热邪气的实热体质。

在服用过程中，由于本方的药性比较全面，不仅补血、补气，也顾及理气、活血、清热，可以补益气血而不滋腻脾胃，如果用药得宜，本方的副作用较小，适应证较广。

如果邪热比较严重的，可以加入茵陈10克、龙胆草10克。

【药膳的材料与制作】加味四物粥

熟地30克，白芍15克，当归15克，川芎9克，白术15克，粉丹皮9克，玄胡3克，甘草3克，柴胡3克，粳米100克，红糖适量。

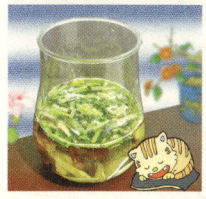

1.将以上药物浸泡于800毫升水中，浸泡约15分钟后，将药物与水一同放入高压锅中。

2.先用猛火煮沸（约5分钟），将火调小，盖上锅盖，再煮15分钟，保持适当的火候，使药液剩余约550~600毫升。

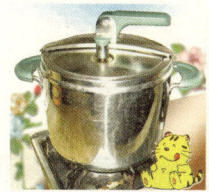

3.用滤网过滤药渣后，将粳米加入药液，用小火煮成粥，按照个人口味调入红糖，可以作为正餐的主食，或是点心来食用。

粳米（大米）：

性味平，无毒，味甘，淡；归脾、胃经。

粳米能补中益气，平和五脏，止烦渴，止泄，壮筋骨，通血脉，益精强志。主治泻痢、胃气不足、口干渴、呕吐、诸虚百损等。

粳米含有丰富的淀粉、蛋白质，还含有多种维生素，如维生素B_1、维生素B_2、维生素C、脂肪以及多种有机酸和单糖、少量的钙、磷、铁等营养成分。

（六）经水未来腹先疼

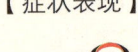

【原文摘译】

　　有些妇女在月经来潮之前小腹会疼痛几天，之后月经才会来潮，经水中夹杂紫黑色血块，人们以为是寒气太盛所引起的，谁知道是因邪热太盛而化火，火热不能疏泄化开的缘故！

《傅青主女科·二十一》

【症状表现】

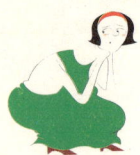

　　本证的症状特点是，有些妇女在行经之前会出现小腹疼痛，并且经水中央夹着血块，这类病证称为痛经。引起痛经的原因有很多，比如气血虚弱、肾气不足、湿热淤阻、气滞血淤、寒凝血淤等因素，都会导致痛经。

　　本例中出现小腹疼痛并且经水中央夹着血块，可以推断为淤血停滞所引起的痛经。原文中认为本证的病因是火热不能疏泄化开所引起，只是所有病因中的一种类型。

【临床问答】

　　1.问：引起痛经的原因既然有这么多，那么，我们应当如何来分辨呢？

　　答：每一种痛经的类型都有其特征，比如属于气血虚弱者通常月经的量比较少、容易神疲乏力、头晕心悸。

　　肾气不足者容易腰酸腿软、耳鸣健忘。

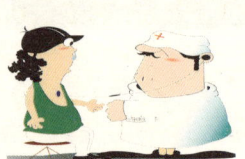

　　湿热淤阻者容易出现脘腹闷胀、小便黄赤、舌苔黄腻、月经的质地比较黏稠。

　　血淤者则容易感到下腹部疼痛，月经的颜色偏黑。

　　2.问：中医说，气血不通则痛，是不是这些病因都会造成气滞血淤而引起疼痛，此时，我们应当如何调养？

　　答：是的，不论是气血虚弱、肾气不足、湿热淤阻等因素，最终都会造成气滞血淤而引起痛经。

　　由此可见，痛经主要是与气血淤阻有关，因此，必须根据不同的体质来调养。也就是说，必须在活血化淤的同时，兼顾补气、补血、补肾或是清热利湿，才能取得疗效。

　　以下所提供的方剂，适合用来治疗邪热炽盛所引起的痛经。

【选用方剂】宣郁通经汤

> 白芍五钱（酒炒），当归五钱（酒洗），丹皮五钱、山栀子三钱（炒），白芥子二钱（炒研），柴胡一钱，香附一钱（酒炒），川郁金一钱（醋炒），黄芩一钱（酒炒），甘草一钱。

血	清	肝	淤	痰
滋阴养血	清热泻火	疏肝理气	活血祛淤	降气化痰
当归、白芍	丹皮、山栀子	柴胡、香附	川郁金	白芥子

（1）从以上的药性说明来分析，宣郁通经汤的特点是：以清热泻火药为主，以活血药、理气药为辅。

由于方中使用丹皮、山栀子、白芥子、柴胡、香附、川郁金、黄芩等多种药物，很容易损伤气血，因此方中又加入当归、白芍以滋阴养血。

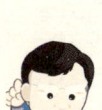

（2）整体来说，宣郁通经汤具有清热泻火的功效，适用于治疗邪热炽盛所引起的痛经，并不适用于内有寒邪壅滞的寒证体质。

在服用过程中，由于本方的药性偏于寒凉，应当注意是否出现手脚无力、胃肠鸣胀、食欲减退、腹泻等清泻太过的症状，千万不能服用过量。

对于脾胃功能比较虚弱者，可以加入白术10克、茯苓15克以补益脾气，加强脾胃的运化功能。

【药膳的材料与制作】宣郁通经鲫鱼汤

白芍15克，当归15克，丹皮15克，山栀子9克，白芥子6克，柴胡3克，香附3克，川郁金3克，黄芩3克，甘草3克，鲫鱼约100克，姜、葱、蒜、盐等调料少许。

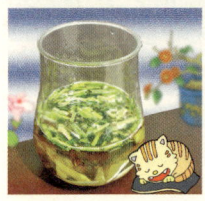

1. 将以上药物浸泡于800毫升水中，浸泡约15分钟后，将药物与水一同放入高压锅中。

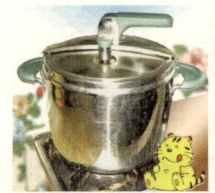

2. 先用猛火煮沸（约5分钟），将火调小，盖上锅盖，再煮15分钟，保持适当的火候，使药液剩余约550~600毫升。

3. 用滤网过滤药渣后，将鲫鱼洗净切成段，与药液一同放入高压锅内，加清水适量，武火煮开，盖上锅盖，改文火煮10分钟，加入姜、葱、蒜、盐等调味即成。

鲫鱼：
性味甘、平；归脾、胃、大肠经。

鲫鱼能健脾利湿，用于脾胃虚弱、纳少无力、痢疾、便血、水肿、淋病、痈肿、溃疡等，为温胃止痛药膳常用的食物。

鲫鱼含有丰富的蛋白质、脂肪、碳水化合物以及钙、磷、铁等元素，维生素B_1和维生素B_2的含量也很丰富。

（七）行经后少腹疼痛

【原文摘译】

　　有些妇女在月经来潮之后会出现小腹疼痛，人们以为是气血虚弱所引起的，谁知道是因肾气枯竭的缘故！

　　　　　　　　　　　　……《傅青主女科·二十二》

【症状表现】

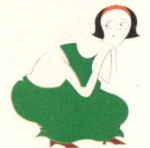

　　本证与"经水将来脐下先疼痛"类似，"经水将来脐下先疼痛"是在行经前出现小腹疼痛，而本证则是在行经后才出现疼痛，但是这两种情况都是属于痛经的范畴。

　　本证的症状特点是，有些妇女在月经来潮之后会出现小腹疼痛。"经水将来脐下先疼痛"是因为邪热炽盛所引起的痛经，属于实证的体质；而本证则是因为肾气不足的缘故，属于虚证的体质。

【临床问答】

1.问：行经前出现小腹疼痛与行经后才出现疼痛，有什么不同？

　　答：一般来说，如果行经之前或行经的初期出现痛经的属于实证，表示患者的气血比较充足，才会在经血即将来潮时开始流动，由于此时的气血想要流动却因为淤血阻滞而不能畅通，因此出现痛经。

　　同样地，如果行经之后或行经的后期才出现痛经的属于虚证，表示患者的气血亏虚不足，必须等到经血即将结束时才能开始流动，由于此时的气血想要流动却因为淤血阻滞而不能畅通，因此出现痛经。

2.问：这么说来，实证与虚证都会导致痛经，那么，我们应当如何调养？

　　答：对于实证痛经，由于患者的气血比较充足，在治疗时，可以偏重于使用活血化淤或是清热利湿的药物，但是仍需适量即可，以免损伤气血。

　　对于虚证痛经，由于患者的气血已经亏虚不足，在治疗时，则必须加强使用补气补血的药物，同时配伍少量活血化淤的药物，等到患者的气血充足之后，才能增加活血化淤的药物。

　　以下所提供的方剂，适合用来治疗肾阴亏虚不足所引起的痛经。

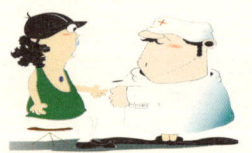

【选用方剂】调肝汤

　　山药五钱（炒），阿胶三钱（白面炒），当归三钱（酒洗），白芍三钱（酒炒），山茱萸肉三钱（蒸熟），巴戟一钱（盐水浸），甘草一钱。

 气
健脾益气
甘草

 血
滋阴养血
山药、阿胶、
白芍、山茱萸
肉、当归

 肾
温补肾阳
巴戟

（1）从以上的药性说明来分析，调肝汤的特点是：调肝汤以滋阴养血药为主，以温补肾阳药为辅。

所谓"调肝"，是指滋补肝肾的阴液为主。

由于方中偏重于滋阴养血，并没有任何健脾益气或是理气活血的药物，如果久服或服用过量，反而会造成脾胃滋腻的副作用。

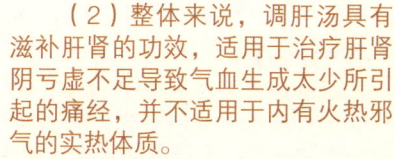

（2）整体来说，调肝汤具有滋补肝肾的功效，适用于治疗肝肾阴亏虚不足导致气血生成太少所引起的痛经，并不适用于内有火热邪气的实热体质。

在服用过程中，由于本方是以滋阴养血为主，缺少理气活血的药物，应当注意是否出现脘腹不舒、胃口不佳或是大便溏泻等滋阴养血太过的症状，千万不能服用过量。

如果要防止因为过度滋阴养血而造成脾胃滋腻的副作用，可以加入茯苓10克、砂仁5克、陈皮5克理气。

【药膳的材料与制作】调肝甲鱼汤

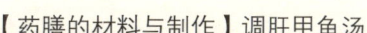

山药15克，阿胶9克，当归9克，白芍9克，山茱萸肉9克，巴戟3克，甘草3克，鳖500克，料酒适量，姜、葱、盐等调料少许。

鳖（甲鱼）：

性味平，无毒，味甘；归肝、肾经。

鳖（甲鱼）能滋补肝肾，滋阴，凉血。主治肝肾阴虚、骨蒸劳热、虚劳咳嗽、久疟、久痢、崩漏带下等病症。

鳖（甲鱼）含有蛋白质、多种维生素，如维生素A、维生素B、维生素C等多种氨基酸，以及钙、磷、铁、钠、钾、铜、锌、钴等多种营养成分。

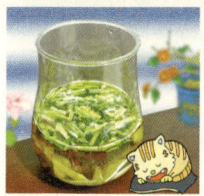

1.将以上药物浸泡于800毫升水中，浸泡约15分钟后，将药物与水一同放入高压锅中。

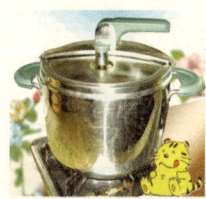

2.先用猛火煮沸（约5分钟），将火调小，盖上锅盖，再煮15分钟，保持适当的火候，使药液剩余约550~600毫升。

3.用滤网过滤药渣后，将鳖洗净切块，与药液一同放入高压锅内，加清水适量，武火煮开，盖上锅盖，改文火煮30分钟，加入姜、葱、盐等调味即成。

（八）经水将来脐下先疼痛

【原文摘译】

有些妇女在月经即将来潮之前三、五日忽然会出现脐下疼痛，如同刀刺一般；或是兼有寒热交替出现，经水好像黑豆汁，人们都以为是血热太盛所引起，谁知道是寒湿停滞于下焦而波此相争的缘故！

……《傅青主女科·二十四》

【症状表现】

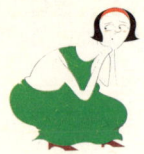

本证与前两例类似，都是属于痛经的范畴。但是本证的症状却更为复杂，特点是妇女在行经之前突然出现脐下疼痛或是兼有寒热交替出现，经水好像黑豆汁一般的颜色。

根据之前的说法，引起痛经的原因主要是淤血停滞的缘故，但是淤血停滞通常只会引起剧痛，而不会造成寒热交替出现，以及经水颜色发黑的现象，可见本证的病因已经不是单纯的淤血停滞，而是由于寒邪与湿邪停滞于下焦、两种邪气波此相争所引发的症状。

【临床问答】

1.问：寒邪与湿邪停滞于下焦有什么特征，我们要如何来分辨？

答：本例是用来提醒读者，为什么有些痛经的妇女服用了许多补血、补气甚至补肾的药物，或是清热利湿的药物，却始终没有疗效？

原因是这类痛经的病因为寒湿证，也就是患者的体质偏于虚寒，体内的虚寒邪气又与湿邪相互搏结所造成的病证。

在临床上，寒湿证的特征是脾胃功能低下、容易腹胀腹泻、不容易感到饥饿、手脚冰冷、脘腹感觉寒冷或有振水声、舌苔偏白、脉象沉紧。

2.问：对于寒湿证所导致的痛经，我们应当如何调养？

答：由于这类病证在临床上十分常见，因此，经常被误治的患者也不少。相对于气弱血虚、或是肾气不足所引起的痛经来说，寒湿证是在虚证的基础上又多了寒湿邪气，因此，必须先祛除寒湿邪气为主，之后才能着重治疗虚证。

换句话说，寒湿证属于虚实夹杂证。如果根据纯虚证方法来治疗，不仅不可能祛除寒湿邪气，反而会使得寒湿证转变为湿热证，因而加重病情。

以下所提供的方剂，适合用来治疗寒湿证所引起的痛经。

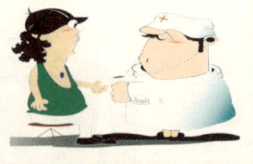

【选用方剂】温脐化湿汤

白术一两（土炒），白茯苓三钱，山药五钱（炒），巴戟肉五钱（盐水浸），扁豆三钱（炒，捣），白果十枚（捣碎），莲子三十枚（不去心）。

 气
健脾益气
白术、茯苓、
山药、扁豆、
莲子

 温
温阳散寒
白果

 肾
温补肾阳
巴戟肉

（1）从以上的药性说明来分析，温脐化湿汤的特点是：以健脾益气药为主，以温肾祛寒药为辅。

由于所用的白术、茯苓、山药、扁豆、巴戟肉、白果多达六味，为了防止过度利湿或温补而损伤阴液，因此方中又加入当归、白芍、熟地、山茱萸以滋阴养血。

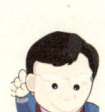

（2）整体来说，温脐化湿汤具有温肾、健脾、利湿的功效，适用于治疗寒湿停聚导致气血运行不畅所引起的痛经，并不适用于内有湿热下注的实热体质。

在服用过程中，由于本方是以补益为主，缺少理气活血的药物，应当注意是否出现口干、烦躁、大便干硬等太过于温补的症状，千万不能服用过量。

如果要防止因为过度温补而造成气血壅塞的副作用，可以加入怀牛膝15克活血、丹皮5克清热、白豆蔻5克理气。

【药膳的材料与制作】温脐化湿鲤鱼冬瓜汤

白术30克，白茯苓9克，山药15克，巴戟肉15克，炒扁豆9克，白果20克，莲子30克，鲤鱼、冬瓜各50克，姜、葱、盐等调料少许。

鲤鱼：

性味甘，平；归脾、肾经。

鲤鱼能利水消肿，下气通乳。用于水肿胀满、脚气、黄疸、咳嗽气逆、乳汁不通，为健脾利尿药膳常用的食物。

鲤鱼含有蛋白质、脂肪及多种氨基酸，以及丰富的维生素和钙、磷、铁等元素。

鲤鱼头的脑髓有补脑、熄风、镇静的作用，为滋补肝肾的药膳所常用。

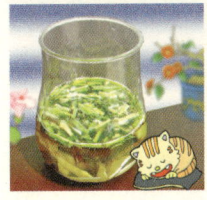

1.将以上药物浸泡于800毫升水中，浸泡约15分钟后，将药物与水一同放入高压锅中。

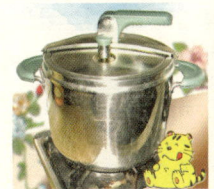

2.先用猛火煮沸（约5分钟），将火调小，盖上锅盖，再煮15分钟，保持适当的火候，使药液剩余约550~600毫升。

3.用滤网过滤药渣后，将鲤鱼洗净，与冬瓜、药液一同放入高压锅内，加清水适量，武火煮开，盖上锅盖，改文火煮10分钟，加入姜、葱、盐等调味即成。

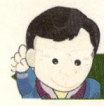

深 入 研 究

经行腹痛（痛经）：妇女在月经来潮期间、或是行经期间的前后出现小腹疼痛，甚至剧痛晕厥的，称为"经行腹痛"。

临床上，经行腹痛的类型有以下5种：

1.气滞血淤：主要是因为情绪过度抑郁而损伤肝脏，造成肝气不能正常的疏泄而导致气滞血淤。由于血液的运行受阻而不顺畅，当月经来潮时，经血淤阻于子宫，气血壅滞更为严重，因此出现痛经的现象。

2.寒凝血淤：主要是感受外在的寒邪，或是过食寒凉的食物，或是在行经期间冒雨、涉水、游泳，导致寒气侵入人体，以上的因素都会造成寒邪停滞于子宫之内，如果寒邪与血液相互搏结，影响子宫与冲、任两脉的气血运行，就会出现痛经的现象。

3.湿热下注：这类妇女大多属于湿热的体质，或是月经来潮期间感受湿热邪气，造成患者的体内不仅有湿气，也有邪热的存在。当湿热形成后，如果湿热停滞于子宫，或是影响冲、任两脉的气血运行，导致气血运行不畅，就会出现痛经的现象。

4.气血虚弱：这类患者通常属于气血亏虚不足的体质，或是脾胃的功能低下。在平常时，由于气血早就亏虚不足，在月经来潮期间，自然气血更为空虚而不能濡养子宫以及冲、任两脉，气血的运行更为艰涩不通，因此出现痛经的现象。

5.肾气亏损：大多是由于先天的体质比较衰弱，或是因为多产(包含人工流产、屡孕屡堕)、房劳过度等因素而损伤肾脏，导致肾精亏虚不足，不能充盈子宫以及冲、任两脉。由于肾精不足又会导致经血的化生来源不足，经血不足则气血更加难以运行，因此出现痛经的现象。

实 例 说 明 1

某女，29岁，十余年来月经周期都不固定，经期有时提早有时延具，血量有时多有时少，经常感到小腹部重垂作痛而有灼热感，甚至疼痛牵引到腰部。通常在月经来潮前半个月就逐渐出现疼痛，经血量多，颜色暗红，质地黏稠，兼有口渴，胸闷，烦躁，腹胀，小便偏黄，舌苔黄腻，脉滑数。

【症状分析】

本证完全属于实证的症状，并没有任何虚证的症状。主要是由于湿热下注造成气血的运行不通畅，因此出现经血量多、颜色暗红、质地黏稠等症状；由于湿热停滞日久而造成气血淤阻不通，因此出现小腹部重垂作痛而有灼热感，甚至疼痛牵引到腰部等症状。

月经周期不固定，血量有时多有时少（属于月经先后无定期的症状）

口渴（表示邪热蒸灼损伤津液）

小腹部重垂作痛而有灼热感，甚至疼痛牵引到腰部（表示气血淤阻不畅，甚至出现邪热壅滞的现象）

胸闷，烦躁，腹胀，小便偏黄（表示邪热造成气机停滞不畅）

经血量多，颜色暗红，质地黏稠（表示体内有邪热壅滞）

舌苔黄腻，脉滑数（属于湿热的症状）

湿热下注

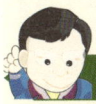

实例说明2

某女，22岁，月经周期正常，通常在月经来潮时感到下腹部胀痛。几个月之前，在行经期间，由于感受风寒，导致当天月经突然停止，腹部疼痛更为严重，从此之后疼痛逐月加重。行经时感觉疼痛剧烈，经量极少，颜色暗而夹杂有血块，额头冷汗滚流，面色苍白，手足厥冷，舌淡白，脉沉紧。

【症状分析】

　　本证具有寒证（外感风寒邪气）与实证（气血淤阻）的症状，由于风寒邪气并没有造成腹泻、食欲不振、神疲乏力等脾胃运化功能失调的症状，而是导致气血淤阻更为严重，因此，综合所有的症状来分析，本身仍然属于实证（实寒证）。

月经来潮时感到下腹部胀痛（表示气血淤阻）

感受风寒，导致当天月经突然停止，腹部疼痛更为严重（表示风寒邪气造成气血淤阻更为严重）

行经时感觉疼痛剧烈，经量极少（表示气血淤阻造成血液运行不畅）

颜色暗而夹杂有血块（表示气血淤阻）

淤血停滞

额头冷汗滚流，面色苍白，手足厥冷（表示气血淤阻造成体内的阳气不能外达于肌表）

舌淡白（表示外感风寒侵袭）

脉沉紧（属于里证兼有寒证的症状）

（九）经水过多

【原文摘译】

有些妇女在月经来潮时经水过多，行经后又再度来潮，兼有面色萎黄、身体倦怠，并且越来越感到困乏无力，人们以为是血热太盛所引起，谁知道是因血液亏虚而不能归经的缘故！

……《傅青主女科·二十五》

【症状表现】

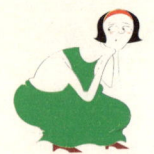

本证的症状特点是，有些妇女在月经来潮时月经的量比正常明显增多，兼有面色萎黄、身体倦怠、困乏无力等症状，称为月经过多。

引起月经过多的原因包括虚证与实证两类，虚证病因通常是指气虚或血虚，实证病因则是指血淤或血热。

由本证的症状特点来推断，本例的病因为虚证，也就是气弱血虚所引起的月经过多。

【临床问答】

1.问：虚证的气虚与血虚，或是实证的血淤与血热，这些因素都会引起月经过多，那么，我们要如何来分辨？

答：首先从体力的强弱来判断，虚证者通常气血虚弱，患者的体力自然比较衰弱；实证者通常气血充足，患者的体力比较充沛。

其次，虚证的气虚与血虚的区别在于，气虚者容易疲劳倦怠，血虚者容易头晕目眩，但是两者经常会互相影响，必须配合脉诊才能正确地判断。

实证的血淤与血热的区别在于，血淤者容易感觉小腹疼痛、经血中挟有血块，血热者则容易感到口渴、烦躁。

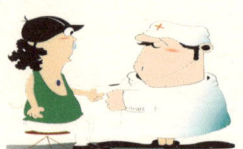

2.问：虚证或实证体质的人都有可能会出现月经过多的病证，那么，我们应当如何调养？

答：在临床上，虽然虚证体质的患者通常气血比较虚弱，但由于纯虚的病证比较单纯，只需要适当地补益气血就能取得疗效。实证体质的患者，虽然气血比较充足，但由于夹杂有淤血、血热等邪气，必须先祛除邪气，之后才能调养气血。

以下所提供的方剂，适合用来治疗气血虚弱所引起的月经过多。

【选用方剂】加减四物汤

大熟地一两（九蒸），白芍三钱（酒炒），当归五钱（酒洗），川芎二钱（酒洗），白术五钱（土炒），荆芥三钱，山茱萸三钱（蒸），续断一钱，甘草一钱。

血	气	引	摄	肾
滋阴养血	健脾益气	引血归经	收摄健脾	温补肾阳
大熟地、白芍、当归、川芎、山茱萸肉	白术	荆芥	芡实	续断

（1）从以上的药性说明来分析，加减四物汤的特点是：

本方与"经水忽来忽断、时疼时止"所用的加味四物汤并不同，本方是以滋阴养血药为主，同时配伍利湿与温肾的药物。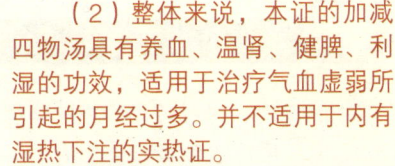

"经水忽来忽断、时疼时止"的加味四物汤则是以滋阴养血药为主，以清热、活血、理气为辅。可是，如果处方配伍不同，则功效就完全不同。

（2）整体来说，本证的加减四物汤具有养血、温肾、健脾、利湿的功效，适用于治疗气血虚弱所引起的月经过多。并不适用于内有湿热下注的实热证。

在服用过程中，应当注意是否出现脘腹不舒、胃口不佳或是大便溏泻等滋阴养血太过的症状，千万不能服用过量。

如果要防止因为过度滋阴养血而造成脾胃滋腻的副作用，可以加入砂仁5克、陈皮5克理气。

【药膳的材料与制作】加减四物汤炖鸭肉

熟地30克，白芍9克，当归15克，川芎6克，白术15克，荆芥9克，山茱萸9克，续断3克，甘草3克，鸭肉约100克，姜、葱、盐等调料少许。

鸭肉：

性味甘、咸，平；归肺、胃、肾经。

鸭肉能滋阴养胃，利水消肿。用于痨热骨蒸、咳嗽、水肿，常作滋补肺阴药膳原料。

鸭肉含有碳水化合物、脂肪、蛋白质以及丰富的维生素，比如能治脚气病的维生素B_1，能治口腔炎的核黄素，能提高血管韧性的维生素C，以及钙、磷、铁、钾、钠、氯、硫等元素。

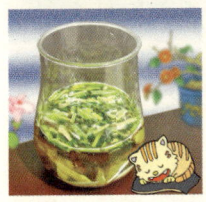

1.将以上药物浸泡于800毫升水中，浸泡约15分钟后，将药物与水一同放入高压锅中。

2.先用猛火煮沸（约5分钟），将火调小，盖上锅盖，再煮15分钟，保持适当的火候，使药液剩余约550~600毫升。

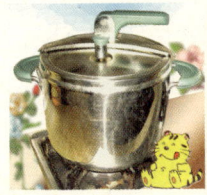

3.用滤网过滤药渣后，将鸭肉洗净切块，与药液一同放入高压锅内，加清水适量，武火煮开，盖上锅盖，改文火煮10分钟，加入姜、葱、盐等调味即成。

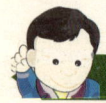

临床上，月经过多常见的类型有以下3种：

1.气虚：大多是由于患者的先天体质比较虚弱，或是饮食没有节制，或是劳累过度、思虑过度，或是大病久病等因素，因而损伤脾气，造成气虚而不能固摄血液，以致出现月经过多的现象。

2.血热：这类患者的体质通常比较强壮，由于气血比较充足，如果食用过多辛燥动血的食物，或是外感燥热的邪气而没有痊愈，就容易引起体内的阳气太过于炽盛，这种过盛的阳气本身就是一种邪气，很容易侵袭血液而形成血热，虚血热形成后就会逼迫月经妄行而下，以致出现月经过多的现象。

3.血淤：如果患者在生产时，子宫内的淤血没有排除干净，或是因为感受外在的邪气，或是因为房事所伤，造成气血淤阻内停，甚至损伤冲脉与任脉的功能，导致血液不能正常地归入于血脉，就会出现月经过多的现象。

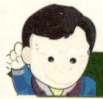

某女，26岁，半年前施行人工流产之后不久，月经来潮前3～5天出现月经量多，之后经量时多时少，拖延7～10天而淋漓不净。患者面色萎黄，神疲肢倦，气短懒言，口渴，眼睛干涩，食欲不佳，睡眠不佳，舌淡，苔薄，脉细弱。

【症状分析】

本证是由于施行人工流产之后，严重损伤气血，导致脾胃的功能更为衰弱所引起。脾胃衰弱，则气血的生化必然不足，由于阳气亏虚不能收摄血液运行于血脉之中，造成血液溢出于血脉之外，因此出现月经量多的现象；由于阴液同样亏虚不足，因此出现口渴、眼睛干涩等症状。

月经来潮前3～5天出现月经量多，之后经量时多时少，拖延7～10天而淋漓不净（表示阳气亏虚不足）

面色萎黄，神疲肢倦，气短懒言（表示脾胃的运化不佳，造成阳气亏虚不足）

口渴，眼睛干涩（表示阴液亏虚不足）

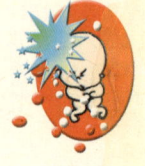

气弱血虚

食欲不佳（表示脾胃的运化不佳），睡眠不佳（表示血液亏虚不足）

舌淡，苔薄，脉细弱（属于虚证的症状）

实 例 说 明 2

某女，26岁，曾患有月经量多，行经20余天不止，之后服用中药获得改善。但从此之后，月经的周期便提前7～10天，月经量多，色鲜红或深红，质地黏稠，夹杂有少量血块，平日感觉口渴心烦，小便黄，大便干硬，舌红苔黄，脉滑数。

【症状分析】
　　本证可能是先前服用过多的补益药物，造成体内的阳气过剩，因而形成邪热。由于邪热损伤体内的阴液，因而出现口渴心烦、小便黄、大便干硬等症状；由于阴液亏虚不足，又会造成气血淤阻而不通畅，因而出现月经量多、色鲜红或深红、质地黏稠、夹杂有少量血块等症状。

月经的周期提前7～10天（属于月经先期的症状）

口渴心烦（表示邪热损伤阴液，扰乱心神）

月经量多，色鲜红或深红（表示体内有邪热壅滞）

小便黄，大便干硬（表示邪热损伤津液）

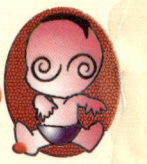

质地黏稠，夹杂有少量血块（表示体内有气血淤阻的症状）

舌红苔黄，脉滑数（属于实证的症状）

阴虚血热

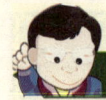

月经过少：是指患者的月经周期基本正常，但经量比正常人明显减少，或是行经的时间很短，才点滴而出就结束。

临床上，月经过少常见的类型有以下4种：

1.肾虚：这类患者通常先天的体质比较衰弱，或是因为多产(包含人工流产、屡孕屡堕)、房劳过度等因素而损伤肾脏，以致肾气亏虚不足，不能化为肾精来充盈冲脉与任脉，由于经血的化生来源不足，因此出现月经过少的现象。

2.血虚：这类患者的体质通常比较虚弱，或是饮食没有节制，或是劳累过度、思虑过度，或是大病久病等因素，因而损伤脾气，造成气血的生化不足，气血不能充盈冲脉与任脉，因而出现月经过少的现象。

3.血淤：主要是感受外在的寒邪，或是过食寒凉的食物，导致寒气停滞于子宫之内，有些则是因为情绪过度忧郁，造成体内的气滞血淤，导致血液的运行受阻而不顺畅，最终损伤冲脉与任脉的功能，因而出现月经过少的现象。

4.痰湿：这类患者的体质大多比较虚胖，主要是由于体内有痰湿停滞，或是因为脾胃的功能不佳，不能正常运化水液，导致水液停滞而凝滞成痰湿，痰湿形成后又会阻滞经脉气血的运行，当血液的运行受阻而不顺畅时，就会出现月经过少的现象。

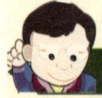

某女，43岁，近两年以来，经常感到腰膝酸软，头晕耳鸣，夜尿频数，经量逐渐减少，颜色偏淡，质地稀薄，舌淡，脉沉弱。

【症状分析】

本证是由于肾脏发生病变所引起的虚证。正确来说，属于肾脏的病变通常可以分为气虚、阴虚、阳虚、肾精亏虚等四类，综合本证的症状，可以归类为是以肾气虚为主的病证。

腰膝酸软（表示为肾虚）

头晕耳鸣（表示肾气亏虚不能上于头目）

夜尿频数（表示肾气亏虚不能收摄膀胱中的水液）

经量逐渐减少，颜色偏淡，质地稀薄（表示肾虚，气血的生化不足）

舌淡，脉沉弱（属于虚证的症状）

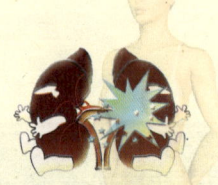

肾气亏虚

实 例 说 明 4

某女，37岁，由于喜欢暴饮暴食，经常食用冰冷的食物，造成身体肥胖以及四肢肌肉比较松弛，经常感到胸闷腹胀，容易吐痰，月经周期基本正常，但行经时经血量极少，颜色淡红，质地黏腻如痰，大便两天一次而干硬，舌淡，苔白腻，脉滑。

【症状分析】
　　本证是由于饮食不节而损伤脾胃的运化功能，由于脾胃不能正常运化水湿，水湿停滞于内而形成痰湿。当痰湿形成之后，又再次损伤脾胃生化气血的功能，因而出现行经时经血量极少、颜色淡红等气血亏虚不足的症状。因此，本证是属于同时具有虚证（气血亏虚不足）与实证（水湿停滞）的虚实夹杂证。

胸闷腹胀，容易吐痰（表示脾胃的运化功能失常，造成水湿停滞）

苔白腻，脉滑（属于水湿停滞与气弱血虚的虚实夹杂证）

行经时经血量极少，颜色淡红（表示气血亏虚不足）

舌淡（表示气血亏虚不足）

质地黏腻如痰（表示水湿严重阻滞经血的运行）

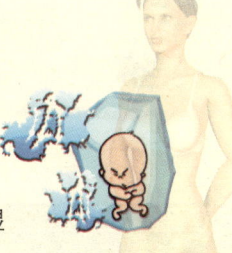

水湿停滞

大便两天一次而干硬（表示水湿停滞于脾胃，不能正常滋润肠道）

（十）经前泄水

【原文摘译】

有些妇女在月经即将来潮之前的三五天会先排出水样物，之后月经才来潮，人们以为是气血旺盛所引起，谁知道是因脾气虚弱的缘故！

……《傅青主女科·二十六》

【症状表现】

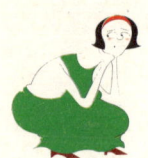

本证的症状特点是，有些妇女在月经来潮前（或是月经来潮时）从阴道内排出水样物，有些人甚至出现大便溏泻等症状，称为经行泄泻。

经行泄泻的病因比较单纯，通常是由于脾虚或是肾虚所引起。虽然如此，脾虚与肾虚的症状仍然有所差别，如果补错了部位，疗效仍不会明显。

【临床问答】

1.问：脾虚或是肾虚都会引起经行泄泻，我们要如何来分辨这两者？

答：脾虚者大多表现为面色萎黄、容易疲劳、脘腹胀痛、消化不良等症状。

肾虚者大多表现为面色苍白、容易怕冷、头晕耳鸣、腰膝酸软等症状。

一般来说，经行泄泻的病程较短、病情较轻的大多数属于脾虚；病程较长、病情较重的大多数属于肾虚。

2.问：按照说法，虚证体质的病证比较单纯，那么，在调养这类病证时，还要注意什么呢？

答：即使我们能够正确地分辨不同的病证，也能够对症下药，但是在使用补益药来治疗虚证时，千万要注意剂量的大小，不能贪图疗效而服用过量，以免过多的补益药物不仅不能补益气

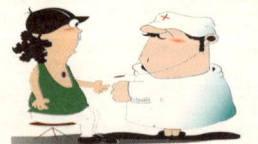

血，反而会助长体内的火热邪气，导致口干舌燥、烦躁不安、便秘等副作用。

此外，在调养的过程中，如果患有感冒，则必须暂时停止服用补益药，以免助长体内的火热邪气。

以下所提供的方剂，适合用来治疗脾气虚弱所引起的经行泄泻。

【选用方剂】健固汤

人参五钱，白茯苓三钱，白术一两（土炒），巴戟五钱（盐水浸），薏苡仁三钱（炒）。

 气
健脾益气
人参、白茯苓、白术

 湿
健脾利湿
薏苡仁

 肾
温补肾阳
巴戟

（1）从以上的药性说明来分析，健固汤的特点是：以健脾益气药为主，同时配伍利湿与温肾的药物。

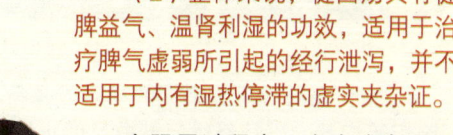

由于本方所用的药物主要作用在脾肾，完全是以补益为主，缺少理气活血的药物，如果久服或服用过量，反而会造成气血壅塞，或是再次损伤体内阴液的副作用。

（2）整体来说，健固汤具有健脾益气、温肾利湿的功效，适用于治疗脾气虚弱所引起的经行泄泻，并不适用于内有湿热停滞的虚实夹杂证。

在服用过程中，应当注意是否出现口干、烦躁、大便干硬等太过于温补的症状，千万不能服用过量。

如果要防止因为过度温补而造成气血壅塞的副作用，可以加入怀牛膝15克活血、丹皮5克清热、香附5克理气。

【药膳的材料与制作】健固豆豉羊肉汤

人参15克，白茯苓9克，白术30克，巴戟15克，薏苡仁9克，豆豉50克，羊肉100克，生姜10克，葱、盐等调料少许。

豆豉：

性味寒，无毒，味苦、甘、涩；归肺、胃二经。

豆豉能调中，下气，止汗，安胎，除烦，发汗，通关节，杀腥气等。主治伤寒头痛劳喘、两脚痛冷、恶毒瘴气、时疾热病发汗、中毒、疟疾、骨蒸、犬咬、误食鸟兽肝中毒等病。

豆豉含有蛋白质、脂肪、碳水化合物、钙、磷、铁、维生素等多种营养成分。

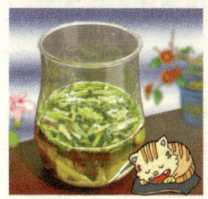

1.将以上药物浸泡于800毫升水中，浸泡约15分钟后，将药物与水一同放入高压锅中。

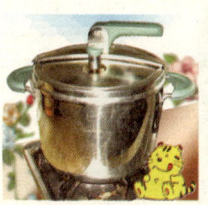

2.先用猛火煮沸（约5分钟），将火调小，盖上锅盖，再煮15分钟，保持适当的火候，使药液剩余约550~600毫升。

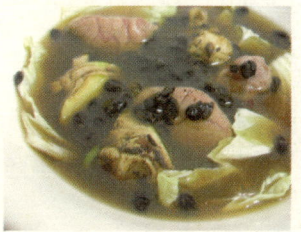

3.用滤网过滤药渣后，将羊肉洗净切块，与豆豉、生姜、药液一同放入高压锅内，加清水适量，武火煮开，盖上锅盖，改文火煮15分钟（至羊肉熟烂时），加入姜、葱、盐等调味即成。

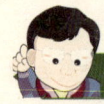

妇女在每次月经来潮的前后或是行经的期间，出现大便溏薄不成形或是腹泻等症状，当行经过后就自然停止的，称为"经行泄泻"。

1.**脾虚**：大多是由于脾胃比较虚弱，又因饮食没有节制，或是劳累过度、思虑过度、大病久病等因素，因而损伤脾气，导致脾胃不能正常运化水湿，水湿因而下渗于大肠之中，因此出现经行泄泻。

2.**肾虚**：大多是先天的体质比较衰弱，或是因为多产(包含人工流产、屡孕屡堕)、房劳过度等因素而损伤肾脏，以致肾阳亏虚不足，不能温熙脾阳，导致脾胃不能正常运化水湿，水湿因而下渗于大肠之中，因此出现经行泄泻。

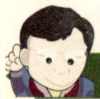

实例说明1

某女，40岁，月经延后数天才来潮，经行量多，经血颜色淤黑并且夹杂有血块，兼有脘腹胀满，腰酸，左腿酸麻，大便溏泻，舌淡红，苔白，脉濡缓。

月经延后数天才来潮，经行量多（属于月经后期的症状）

经血颜色淤黑并且夹杂有血块（表示体内有气血淤阻）

脘腹胀满（表示脾胃的运化功能失调）

腰酸（表示肾虚或是气血运行不畅）

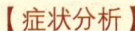

【症状分析】

本证是由于脾肾的阳气亏虚不足所引起的虚证。由于阳气亏虚不能温熙气血，造成脾胃的运化功能失调，因此出现脘腹胀满与大便溏泻的症状；此外，由于阳气亏虚必定会造成体内寒气偏盛，因而影响气血的生化与运行，因此出现经血颜色淤黑并且夹杂有血块的症状。

腰酸，左腿酸麻（表示为肾虚，兼有气血淤阻的症状）

大便溏泻（表示脾肾的阳气衰微）

舌淡红，苔白，脉濡缓（属于虚证的症状）

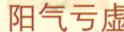

阳气亏虚

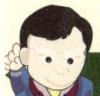

实例说明2

某女，40岁，月经先期而至，一般约隔15～20天一潮，行经期间大便泄泻，经量偏多，经血颜色淡，质地清稀，兼有头晕，容易疲劳，畏寒怕冷，腹胀腰酸，下肢浮肿，舌质淡，苔薄白，脉沉迟。

【症状分析】

　　本证与上一例都是属于脾肾阳气亏虚不足的虚证。但是本证在虚证的基础上还具有水湿停滞（下肢浮肿）的实证，因此本证属于虚实夹杂证。在治疗时，必须在补益脾肾阳气的同时，兼顾祛除体内的水湿。

月经先期而至（属于月经先期的症状）

行经期间大便泄泻（表示脾肾的阳气亏虚不足）

经量偏多（表示阳气亏虚不能收摄血液）

经血颜色淡，质地清稀（表示血液亏虚不足）

头晕，容易疲劳（表示气血亏虚）

畏寒怕冷，腹胀腰酸（表示肾阳亏虚不足）

下肢浮肿（表示水湿停滞）

舌质淡，苔薄白，脉沉迟（属于虚证的症状）

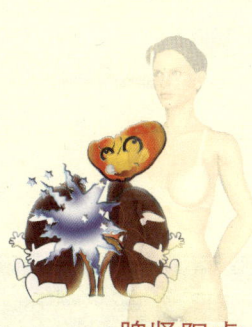

脾肾阳虚

（十一）年未老经水断

【原文摘译】

内经说："女子七七而天癸绝。"有些妇女虽然未到七七四十九岁但月经就已经断绝，人们以为是阴血亏虚太甚而导致经闭，谁知道是因心、肝、脾三脏的气郁所引起！

……《傅青主女科·二十八》

【症状表现】

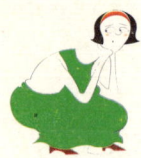

本证的症状特点是，有些妇女在未到绝经的年龄之前，就出现月经已经断绝，称为闭经。在闭经发生之前，患者通常会出现月经不规则的现象，月经的量逐渐减少，以致最后完全断绝。

引起闭经的原因很多，可以概括为实证与虚证两类，实证的病因包括气滞血淤、痰湿阻滞；虚证的病因包括气血虚弱、肾气亏虚、阴虚血燥。

【临床问答】

1. 问：气滞血淤、痰湿阻滞、气血虚弱、肾气亏虚、阴虚血燥，这些因素都会导致闭经，我们要如何来分辨这其中的差异？

答：气滞血淤者容易出现小腹疼痛、乳房胀痛、烦躁易怒等现象。

痰湿阻滞者容易出现恶心吐痰、脘腹胀满、饮食难以消化等现象。

气血虚弱者表现为头晕眼花、神疲乏力、面色萎黄等现象。

肾气亏虚者表现为腰酸腿软、头晕耳鸣、大便溏泻等现象。

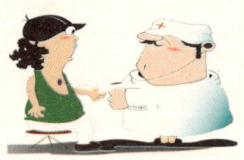

2. 问：虚证或实证的病因都会导致闭经，那么，我们应当如何调养？

答：在临床上，虽然虚证患者通常气血比较虚弱，但由于纯虚的病证比较单纯，只需要适当地补益气血就能取得疗效。

实证患者，虽然气血比较充足，但由于夹杂有淤血、痰湿等邪气，因此必须先祛除邪气，之后才能调养气血。

以下所提供的方剂，适合用来治疗气血虚弱所引起的闭经。

【选用方剂】益经汤

> 大熟地一两（九蒸），白术一两（土炒），山药五钱（炒），当归五钱（酒洗），白芍三钱（酒炒），生枣仁三钱（捣碎），丹皮二钱，沙参三钱，柴胡一钱，杜仲一钱（炒黑），人参二钱。

血	气	肝	清	肾
滋阴养血	健脾益气	疏肝理气	清热活血	温补肾阳
大熟地、白芍、沙参、当归、生枣仁	白术、山药、人参	柴胡	丹皮	杜仲

（1）从以上的药性说明来分析，益经汤的特点是：以滋阴养血药与健脾益气药为主，同时配伍理气、活血、温肾的药物。

由于本方所用的药物比较全面，不仅补血、补气、补肾，也顾及理气与活血，可以补益气血而不滋腻脾胃，如果用药得宜，本方的副作用较小，适应证较广。

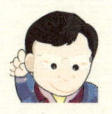

（2）整体来说，益经汤具有补益气血的功效，适用于治疗气血虚弱导致经血不足所引起的闭经，但不适用于内有火热邪气的实热体质。

本方以滋阴养血药较多，药性虽然比较温和，但仍应当注意是否出现脘腹不舒、胃口不佳或是大便溏泻等滋阴养血太过的症状，千万不能服用过量。

【药膳的材料与制作】益经汤炖猪蹄

熟地30克，白术30克，山药15克，当归15克，白芍9克，生枣仁9克，丹皮6克，沙参6克，柴胡3克，杜仲3克，人参6克，猪蹄2只，料酒15毫升，姜、葱、盐等调料少许。

猪蹄：

性味甘、咸，平；归脾、胃经。

猪蹄能补虚弱、填肾精。

猪蹄含有较多的蛋白质、脂肪和碳水化合物，并含有钙、磷、镁、铁、维生素以及丰富的胶原蛋白质，对于神经衰弱（失眠）等有良好的治疗作用。

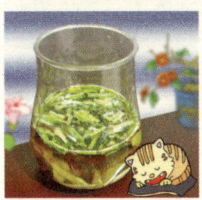

1.将以上药物浸泡于800毫升水中，浸泡约15分钟后，将药物与水一同放入高压锅中。

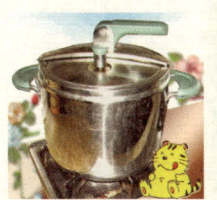

2.先用猛火煮沸（约5分钟），将火调小，盖上锅盖，再煮15分钟，保持适当的火候，使药液剩余约550~600毫升。

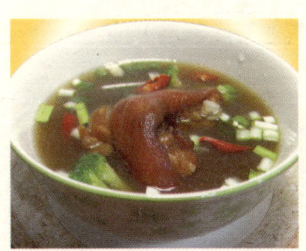

3.用滤网过滤药渣后，将猪蹄刮净毛切块，一同放入高压锅内，加清水适量，武火煮开，盖上锅盖，改文火煮15分钟（至猪蹄熟烂时），加入姜、葱、盐等调味即成。

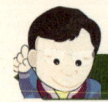

深入研究

如果女子超过16岁，但月经尚未来潮的，称为原发性闭经。如果月经周期已经建立之后，但又中断6个月以上的，称为继发性闭经。

在临床上，闭经常见的类型有以下5种：

1. **气血虚弱**：大多是由于患者的先天体质比较虚弱，饮食没有节制，劳累过度、思虑过度、大病久病等因素，因而损伤脾气，造成气血的生化不足，气血不能充盈冲脉与任脉，气虚而不能固摄血液所致。

2. **肾气亏虚**：大多是由于先天的体质比较衰弱，或是因为多产(包含人工流产、屡孕屡堕)、房劳过度等因素而损伤肾脏，导致肾精亏虚不足，不能充盈子宫以及冲、任两脉。由于肾精不足又会导致经血的化生来源不足，经血不足则气血更加难以运行所致。

3. **阴虚血燥**：由于患者平常体内的阴液已经不充足，又因为过食辛辣的食物，或是久病不愈，或是纵欲过度，导致阴液更加亏虚不足，以致造成血液太过于燥涩而运行艰困，因此出现闭经的现象。

4. **气滞**：主要是因为情绪过度抑郁而形成肝气郁积，造成肝气不能正常地疏泄而导致气滞，并且进一步导致血液的运行不顺畅，当月经来潮时，经血淤阻于子宫，气血壅滞更为严重，因此出现闭经的现象。

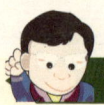

实例说明1

某女，30岁，月经周期长期失调，月经延后好几个月才来潮一次，经量时多时少，最近几个月来，月经完全停闭。闭经后身体逐渐出现肥胖，经常感到头昏眼花，体力逐渐衰弱，胸闷，舌胖苔白，脉细弱。

【症状分析】

本证并没有任何实证的症状，因此属于气血亏虚不足所引起的虚证。由于脾胃为后天气血的生化之源，在治疗这类病证时，可以在补益气血时，同时使用健脾理气的药物来加强脾胃的运化功能。

月经延后好几个月才来潮一次，经量时多时少（属于月经后期的症状）

月经完全停闭（表示气血亏虚不足）

月经完全停闭（表示气血亏虚不足）

胸闷（表示气机壅滞）

舌胖苔白，脉细弱（属于虚证的症状）

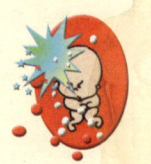

气弱血虚

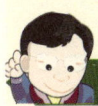

实 例 说 明 2

某女，34岁，长期性便秘，通常2～3天解便一次，口干口苦，咽喉疼痛，偶尔会出现头晕耳鸣，腰酸，月经周期不固定，月经不是提前就是延迟7～10天，经血量少，颜色偏暗，舌淡苔白，脉细弱。

【症状分析】

　　本证是由于肾脏发生病变所引起的虚证。准确来说，属于肾脏的病变通常可以分为气虚、阴虚、阳虚、肾精亏虚等四类，综合本证的症状，可以归类为是以肾阴虚为主的病证。

长期性便秘，通常2～3天解便一次（表示肠胃传导失调，以及阴液亏虚不足）

口干口苦，咽喉疼痛（表示阴液亏虚不足）

头晕耳鸣（表示气血不能上于头目）

腰酸（表示肾虚或是气血运行不畅）

月经周期不固定（属于月经先后无定期的症状）

经血量少，颜色偏暗（表示气弱血虚或是气血淤阻）

舌淡苔白，脉细弱（属于虚证的症状）

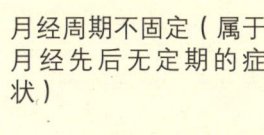

肾阴亏虚

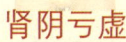

第5章 不 孕 症

一、名医医案

《钱伯煊医案》

张某，女，成人，已婚。

初诊日期：1971年6月23日。结婚4年未孕，月经后期，40～50天一次，平素腰腹寒痛，经前乳房作胀，本月月经6月2日来潮，舌苔淡黄腻、中剥，脉象沉细。

辨证：病由肝郁肾虚，寒气凝滞所致。

治法：疏肝益肾，温经散寒。

方药：当归12克，茯苓12克，青皮、橘皮各6克，制香附6克，旋覆花9克，艾叶6克，狗脊12克，桑寄生12克，牛膝9克，益母草12克。8剂。

另：艾附暖宫丸20丸，早晚加服各1丸。

7月5日二诊：头晕腰痛，泛恶纳差，舌苔淡黄腻、尖刺，脉沉细滑。此属肾虚肝旺，脾胃不和，治以疏肝益肾，健脾和胃，佐以活血调经。

方药：党参12克，茯神12克，青皮、橘皮各6克，旋覆花9克(包)，山药12克，川续断12克，桑寄生12克，灯芯草3克，白芍9克。16剂。

另：益红片200片，每日3次，每次10片(益红片方：益母草240克，牛膝90克，茜草60克，泽兰120克，红花60克，川芎60克。上药共为末，制成片剂)。

12月31日三诊：月经于7月28日和9月16日来潮两次，末次月经11月16日。量中等，腹痛乳胀，泛嗯纳差，舌苔薄黄、尖红，脉象细滑，肝胃不和，肾阴又虚。拟以疏肝和胃，佐以益肾。

方药：柴胡6克，制香附6克，橘皮6克，姜竹茹6克，黄芩9克，桑寄生15克，生地12克，菟丝子9克。3剂。

1972年1月3日四诊：月经月余未至，口淡无味，喜酸厌油，乳房作胀，舌苔薄黄，脉滑。尿妊娠试验阳性，现已怀孕。治再理气和胃，佐以益肾。

方药：生地12克，黄芩6克，桑寄生15克，苎麻根12克，姜竹茹9克，橘皮6克，川续断12克，苏梗6克，旋覆花6克(包)。3剂。

以后继续调理，于1972年8月正常分娩。

二、本章药膳

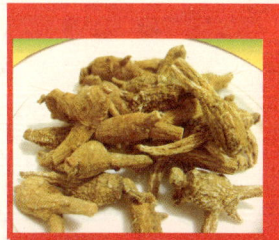

（1）身瘦不孕

养精种玉鸽肉汤：熟地30克，当归15克，白芍15克，山茱萸肉15克，鸽肉100克，料酒，葱、生姜、蒜、味精等适量。

（2）胸满不思食不孕

并提羊肉汤：熟地30克，巴戟30克，白术30克，人参15克，黄芪15克，山茱萸肉9克，枸杞6克，柴胡3克，羊肉100克，生姜10克，葱、盐等调料少许。

（3）下部冰冷不孕

温胞栗子羊肉饮：白术30克，巴戟30克，人参9克，杜仲9克，菟丝子9克，山药9克，芡实9克，肉桂6克，附子3克，枸杞15克，栗子50克，羊肉100克，料酒10毫升，姜、葱、盐等调料少许。

（4）阴满少食不孕

温土毓鳞酒：巴戟30克，覆盆子30克，白术15克，人参9克，山药15克，神曲3克，米酒600毫升。

（5）少腹急迫不孕

海参宽带汤：白术30克，巴戟肉15克，补骨脂3克，人参9克，麦冬9克，杜仲9克，熟地15克，肉苁蓉9克，白芍9克，当归3克，五味子3克，莲子20克，海参100克，姜、葱、盐等调料少许。

（6）嫉妒不孕

开郁种玉鲤鱼汤：白芍30克，香附9克，当归15克，白术15克，丹皮9克，茯苓9克，花粉9克，鲤鱼约100克，姜、葱、蒜、盐等调料少许。

（7）肥胖不孕

加味补中益气酒：人参9克，黄芪9克，柴胡3克，甘草3克，当归9克，白术30克，升麻3克，陈皮3克，茯苓9克，半夏9克，米酒600毫升。

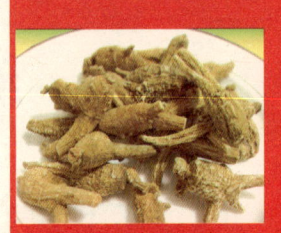

（8）腰酸腹胀不孕

升带酒：白术30克，人参9克，沙参15克，肉桂3克，荸荠粉9克，鳖甲9克，茯苓9克，半夏3克，神曲3克，高粱酒600毫升。

（9）便涩腹胀足浮肿不孕

化水种子青鱼汤：巴戟天30克，白术30克，茯苓15克，人参9克，菟丝子15克，芡实15克，车前子6克，肉桂3克，青鱼150克，姜、葱、盐等调料少许。

（一）身瘦不孕

【原文摘译】

有些妇女身体十分瘦弱，长久不能受孕，每行房事就整天卧床不起。人们以为是气虚的缘故，谁知是血虚所引起的！

……《傅青主女科·二十九》

【症状表现】

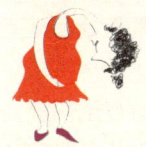

本证的症状特点是：身体瘦弱并且不能怀孕，原文认为这类病证是由于血虚所引起的缘故。

事实上，除了血虚之外，气虚也会导致身体瘦弱而不能怀孕。只是，中医认为，男子以气为本，女子以血为本，因此，女子不能怀孕主要与血液的亏虚有关。

【临床问答】

1.问：气虚与血虚都会导致身体瘦弱并且不能怀孕，我们应当如何分辨这两者的不同？

答：气虚的人主要表现为面色苍白、四肢无力、神疲懒言等症状；血虚的人主要表现为面色萎黄、头晕目眩、容易心悸等症状。

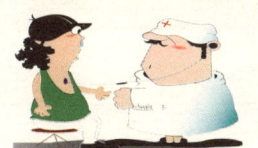

在临床上，当气虚严重时通常也会导致血虚，同样地，当血虚严重时也会导致气虚，因此，如果是因为血虚而不能怀孕，笔者认为，这类的患者通常会在血虚的基础上，同时也会兼有气虚。

2.问：身体瘦弱而不能怀孕的病因，既然有气虚和血虚两种，我们应当如何调养？

答：一般而言，血虚严重者应当加强补血，气虚严重者应当加强补气，但是不论哪种情况，都应当从脾胃来调养。

因为脾胃为后天之本，脾胃的功能如果健全，就容易将食物化生为气血。也就是说，可以在补血或补气的药物中，加入补益脾胃的药物，则效果会更为显著。

以下所提供的方剂，适合用来治疗血虚所引起的不孕。

【选用方剂】养精种玉汤

大熟地一两（九蒸），当归五钱（酒洗），白芍五钱（酒炒），山茱萸肉五钱（蒸熟）。

血

滋阴养血
熟地、白芍、
山茱萸、当归

（1）从以上的药性说明来分析，养精种玉汤的特点是：完全以滋阴养血药为主。

本方并没有任何健脾益气或是理气活血的药物，如果久服或服用过量，反而会造成气血壅塞难行或脾胃滋腻的副作用。

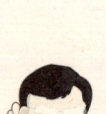

（2）整体来说，养精种玉汤具有滋阴养血的功效，适用于治疗血虚所引起的不孕，并不适用于气虚证。

在服用过程中，应当注意是否出现脘腹不舒、胃口不佳或是大便溏泻等滋阴养血太过的症状，千万不能服用过量。

如果要防止因为过度滋阴养血而造成脾胃滋腻的副作用，可以加入白豆蔻5克、陈皮5克理气。

【药膳的材料与制作】养精种玉鸽肉汤

熟地30克，当归15克，白芍15克，山茱萸肉15克，鸽肉100克，料酒、葱、生姜、蒜、味精等适量。

鸽肉：

性味咸，平；归肝、肾经。

鸽肉能滋肾益气，祛风解毒。用于虚羸、消渴、久疟、妇女血虚经闭、恶疮疥癣等。

鸽肉含有丰富的蛋白质和许多维生素及脂肪。

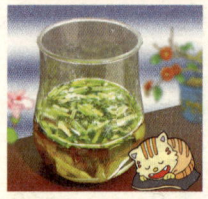

1.将以上药物浸泡于800毫升水中，浸泡约15分钟后，将药物与水一同放入高压锅中。

2.先用猛火煮沸（约5分钟），将火调小，盖上锅盖，再煮15分钟，保持适当的火候，使药液剩余约550~600毫升。

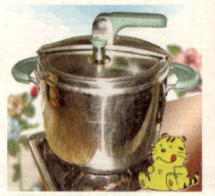

3.用滤网过滤药渣后，将鸽肉洗净切成段，与药液一同放入高压锅内，加清水适量，武火煮开，盖上锅盖，改文火煮10分钟，加入姜、葱、蒜、盐等调味即成。

（二）胸满不思食不孕

【原文摘译】

有些妇女患有不思饮食，自觉胸膈满闷，终日倦怠思睡，每行房事，就呻吟不已。人们以为是脾胃气虚所引起的，谁知道是因肾气不足的缘故！

……《傅青主女科•三十》

【症状表现】

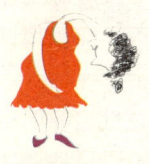

本证的症状特点是，有些妇女平时不想吃东西，经常感到胸膈满闷，整天倦怠想要睡觉，每当行房事时，就呻吟不已。

由于出现不想吃东西以及胸膈满闷等脾胃症状，很容易被误以为是脾胃气虚所引起的，事实上，这是因为肾气不足的缘故！

换句话说，脾胃气虚与肾气不足的症状十分类似，一般读者很容易混淆，如果明明是病在脾胃却反而治肾，或是病在肾却反而治脾胃，则效果就不明显。

【临床问答】

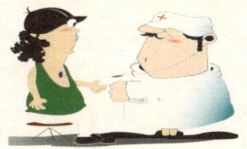

1.问：脾胃气虚与肾气不足都会导致不能怀孕，我们应当如何分辨这两者的不同？

答：这两种情况都会出现胃口不佳、消化不良、腹部胀满等脾胃气虚的症状。但是，如果在脾胃气虚症状的基础上还出现尿频、腰酸腿软、遗精等症状，就是属于肾气不足的症候。

简单来说，病情比较浅的、病程比较短的，大多属于脾胃气虚；反之，病情比较深的、病程比较长的，则属于肾气不足。

2.问：除了肾气不足之外，是否还有其他肾病的原因也会导致不孕呢？我们应当如何调养？

答：导致肾脏发生病变的原因有很多，比如肾阴、肾阳、肾精出现问题而损伤肾脏时，都会导致不孕。

不同类型的证状，治疗的方式也不尽相同，最重要的是要能对症下药，才能取得疗效。举例来说，治疗肾阴虚证，应当加强补肾阴；治疗肾气不足证，则应当加强补肾气。

以下所提供的方剂，适合用来治疗肾气不足所引起的不孕。

【选用方剂】并提汤

大熟地一两（九蒸），巴戟一两（盐水浸），白术一两（土炒），人参五钱，黄芪五钱，山茱萸肉三钱（蒸），枸杞二钱，柴胡五分。

血	气	肝	敛	肾
滋阴养血	健脾益气	疏肝理气	收摄健脾	温补肾阳
大熟地、山茱萸肉、枸杞	白术、人参、黄芪	柴胡	芡实	巴戟

（1）从以上的药性说明来分析，并提汤的特点是：以健脾益气药与温补肾阳药为主，同时配伍滋阴养血药为辅。

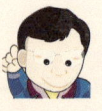

本方大多是以补益为主，用来疏肝理气的药物只有柴胡，如果久服或服用过量，反而会造成气血壅塞难行的副作用。

（2）整体来说，并提汤具有健脾、补肾的功效，适用于治疗肾气不足或是气弱血虚所引起的不孕。

在服用过程中，应当注意是否出现口干、烦躁、大便干硬等太过于温补的症状，千万不能服用过量。

如果要防止因为过度温补而造成气血壅塞的副作用，可以加入怀牛膝15克活血、桔梗5克理气。

【药膳的材料与制作】并提羊肉汤

熟地30克，巴戟30克，白术30克，人参15克，黄芪15克，山茱萸肉9克，枸杞6克，柴胡3克，羊肉100克，生姜10克，葱、盐等调料少许。

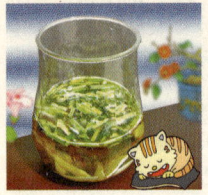

1.将以上药物浸泡于800毫升水中，浸泡约15分钟后，将药物与水一同放入高压锅中。

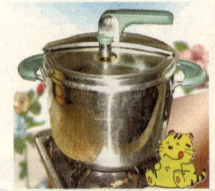

2.先用猛火煮沸（约5分钟），将火调小，盖上锅盖，再煮15分钟，保持适当的火候，使药液剩余约550~600毫升。

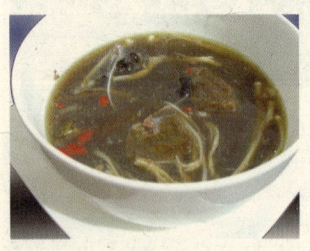

3.用滤网过滤药渣后，将羊肉洗净切块，与生姜、药液一同放入高压锅内，加清水适量，武火煮开，盖上锅盖，改文火煮15分钟（至羊肉熟烂时），加入姜、葱、盐等调味即成。

羊肉：

性味甘，温；归脾、肾经。

羊肉能温中祛寒、开胃健脾、益气补虚。用于虚劳羸瘦、腰膝酸软、产后虚冷、腹疼、中虚反胃。

羊肉含有丰富的蛋白质、脂肪、维生素B、维生素A以及钙、磷、铁等元素。

（三）下部冰冷不孕

【原文摘译】

有些妇女身体下部经常感到冰冷，如果不用热烘则不能感到温暖。在行房交合时，阴中没有一点温热之气。人们认为是天生禀赋不足的缘故，谁知道是因为子宫寒气太盛所引起！

……《傅青主女科·三十一》

【症状表现】

本证的症状特点是，有些妇女平时身体下部经常感到冰冷，在行房交合时，下体之中没有一点温热之气。

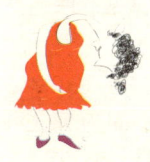

在临床上，这类病证通常属于虚寒证。但是，引起虚寒证的病因有两种情况，大多数患者都是因为肾阳亏虚，肾阳不能温煦气血才引起的虚寒证；而另一种情况，则是因为患者体内的寒气太盛所引起的虚寒证。

这两类病证在本质上并不相同，前者是因为人体内的阳气先虚，之后才导致虚寒内生；后者则是因为人体内的寒邪太盛，之后才导致阳气亏虚。

【临床问答】

1.问：肾阳亏虚与寒邪太盛都会导致不孕，我们应当如何分辨这两者的不同？

答：肾阳亏虚是以阳虚为主，因此，会同时出现面色苍白、体力衰弱、手脚冰冷、遗精、阳痿等虚证的症状，患者的症状特点是偏虚。

寒邪太盛则是以寒象邪实为主，因此，寒邪太盛时虽然也会出现面色苍白、手脚冰冷，但是患者的体力尚可，虽然也会出现遗精、阳痿，但通常不会像肾阳亏虚那般严重，患者的症状特点是偏寒。

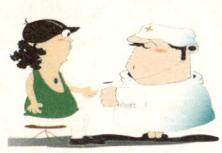

2.问：如果人体内出现偏虚与偏寒的现象，都会导致不孕，那么，我们应当如何调养？

答：如果人体内出现偏虚的肾阳亏虚证，应当以温补肾阳为主，以祛除寒邪为辅；如果出现偏寒的症状，则应当以祛除寒邪为主，以温补肾阳为辅。这是因为，温补肾阳的药物虽然具有补益的功效，但祛寒的能力较弱；同样地，祛寒药以祛邪为主，所具有的补益功效也较弱。

因此，在配伍用药上，这两类药物必须讲究一定的剂量与比例。

以下所提供的方剂，适合用来治疗寒邪太盛所引起的不孕。

【选用方剂】温胞饮

白术一两（土炒），巴戟一两（盐水浸），人参三钱，杜仲三钱（炒黑），菟丝子三钱（酒浸炒），山药三钱（炒），芡实三钱（炒），肉桂二钱（去粗，研），附子三分（制）。

气	温	肾	肾
健脾益气	温肾祛寒	益肾固精	温补肾阳
白术、人参、山药	附子、肉桂	芡实	巴戟、杜仲、菟丝子、补骨脂

（1）从以上的药性说明来分析，温胞饮的特点是：以温补肾阳药与温肾祛寒药为主，同时配伍健脾益气的药物。

本方完全是以补益为主，缺少理气活血的药物，如果久服或服用过量，反而会造成气血壅塞，或是再次损伤体内阴液的副作用。

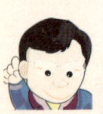

（2）整体来说，温胞饮具有温补脾肾的功效，适用于治疗寒邪太盛所引起的不孕，不适用于内有火热邪气的实热体质。

由于本方十分温燥，在服用过程中，应当注意是否出现嘴破、口干、咽痛、烦躁、大便干硬等太过于温补的症状，千万不能服用过量。

如果要防止因为过度温补所造成气血壅塞的副作用，可以加入鳖甲15克滋阴、丹皮5克清热。

【药膳的材料与制作】温胞栗子羊肉饮

白术30克，巴戟30克，人参9克，杜仲9克，菟丝子9克，山药9克，芡实9克，肉桂6克，附子3克，枸杞10克，栗子50克，羊肉100克，料酒10毫升，姜、葱、盐等调料少许。

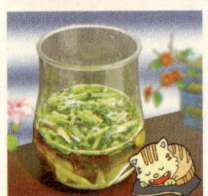

1.将以上药物浸泡于800毫升水中，浸泡约15分钟后，将药物与水一同放入高压锅中。

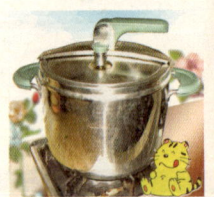

2.先用猛火煮沸（约5分钟），将火调小，盖上锅盖，再煮15分钟，保持适当的火候，使药液剩余约550~600毫升。

3.用滤网过滤药渣后，将羊肉洗净切块，与枸杞、栗子、药液一同放入高压锅内，加清水适量，武火煮开，盖上锅盖，改文火煮15分钟（至羊肉熟烂时），加入姜、葱、盐等调味即成。

羊肉：

性味甘，温；归脾、肾经。

羊肉能温中祛寒，开胃健脾，益气补虚。用于虚劳羸瘦、腰膝酸软、产后虚冷、腹疼、中虚反胃。

羊肉含有丰富的蛋白质、脂肪、维生素B、维生素A以及钙、磷、铁等元素。

（四）阴满少食不孕

【原文摘译】

有些妇女平素性情内向恬淡，稍微饮食就感觉平和舒适，饮食过多就感觉难受，或是呕吐泄泻，胸膈胀满，很长时间都不能受孕。人们认为是天生禀赋不足的缘故，谁知道是因脾胃虚寒所引起的！

……《傅青主女科·三十二》

【症状表现】

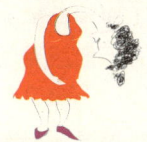

本证的症状特点是，有些妇女平时稍微吃多一点就感觉难受，或是出现呕吐、泄泻、胸膈胀满等症状，因而不能怀孕。

由以上的症状可以判断，本例是属于脾胃病。但是，读者应当明白，引起脾胃病的原因很多，可以有气虚、血虚、虚寒、湿热、宿食、痰饮、淤血停滞等病因，本例所说的脾胃虚寒证只是其中的一种类型，而且并不是所有的脾胃虚寒证都会引起不孕。

【临床问答】

1.问：当脾胃功能严重受损到一定程度，就可能会导致不孕，但是，有这么多原因会引起脾胃病，我们应当如何分辨这些差异？

答：在中医的理论中，每种类型的病因都会有其病证的特征，比如，在"胸满不思食不孕"中所说，气虚的人，主要表现为面色苍白、四肢无力、神疲懒言等症状；血虚的人，主要表现为面色萎黄、头晕目眩、容易心悸等症状；读者在学习时，必须留意每种病证的特征。

以本例脾胃虚寒证来

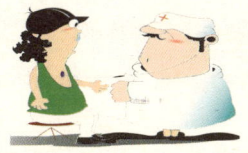

说，病证的特征是以寒象为主，像是脘腹冷痛、消化不良、不容易感到饥饿、容易腹痛、腹泻、舌苔白、脉象沉弱等症状。

2.问：脾胃虚寒证与"下部冰冷不孕"的肾阳亏虚以及寒邪太盛有什么不同，我们应当如何调养？

答：脾胃虚寒证是以脾胃虚弱为主，导致脾脏的阳气亏虚不足，因而引起虚寒证；肾阳亏虚证是以肾脏虚弱为主，导致肾脏的阳气亏虚不足，因而引起虚寒证；寒邪太盛则是因体内的寒邪比较炽盛而损伤体内的阳气，由于阳气不能温煦气血，因而引起虚寒证。

换句话说，前两者是以虚证为主，偏重于温补来调养；而后者则是以实证（寒邪）为主，偏重于祛寒来调养。

以下所提供的方剂，适合用来治疗脾胃虚寒所引起的不孕。

【选用方剂】温土毓鳞汤

巴戟一两（去心酒浸），覆盆子一两（酒浸蒸），白术五钱（土炒），人参三钱，山药五钱（炒），神曲一钱（炒）。

血	气	脾	肾	肾
滋阴养血	健脾益气	理气健脾	益肾固精	温补肾阳
当归、白芍、熟地、山茱萸	白术、人参、山药	神曲	覆盆子	巴戟

（1）从以上的药性说明来分析，温土毓鳞汤的特点是：以健脾益气药为主，同时配伍滋阴养血与补肾的药物。

本方大多是以补益为主，用来理气健脾的药物只有神曲，如果久服或服用过量，反而会造成气血壅塞难行的副作用。

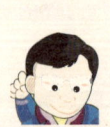

（2）整体来说，温土毓鳞汤具有补血、补气、补肾的功效，适用于治疗脾胃虚寒所引起的不孕，不适用于内有火热邪气的实热体质。

在服用过程中，应当注意是否出现口干、烦躁、大便干硬等太过于温补的症状，千万不能服用过量。

如果要防止因为过度温补而造成气血壅塞的副作用，可以加入黄芩5克清热、香附5克理气。

【药膳的材料与制作】温土毓鳞酒

巴戟30克，覆盆子30克，白术15克，人参9克，山药15克，神曲3克，米酒600毫升。

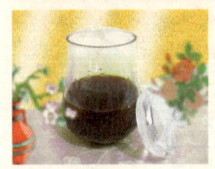

1.将以上药物捣碎，浸泡于600毫升米酒中，浸泡约30分钟，倒入锅中。

2.用小火煎煮约15分钟，再用焖烧锅焖20分钟，使剩余的药液约300~400毫升（以酒煎煮时，要注意安全，火候不可太大，锅盖不能密闭，以免酒水溢出而引燃）。

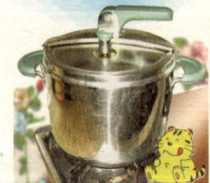

3.用滤网过滤药渣后，将剩余的药液贮存于瓶中，每日3次，每次温饮20毫升。

小米：

性味寒，无毒，味甘；归肾、脾、胃经。

小米能益肾，益气，除热，解毒。主治寒热、小便不利、胃热消渴、筋骨挛急等。

小米含丰富蛋白质和少量脂肪，碳水化合物的含量也比较多。此外，还含有丰富的粗纤维及钙、磷、铁、胡萝卜素、硫胺素、核黄素、尼克酸等多种微量元素，还含有多种维生素等营养成分。

（五）少腹急迫不孕

【原文摘译】

有些妇女自觉少腹有紧迫感，拘急而不舒服，长时间都不能生育。大多数人都不清楚这类病证。谁知道是因带脉拘急所引起的！

……《傅青主女科·三十三》

【症状表现】

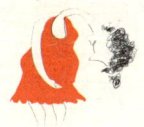

本证的症状特点是，有些妇女平时自觉肚脐以下的小腹部位有紧迫感，拘急紧绷而不舒服，并且不能怀孕。由于病变的部位发生在腹部，乍看之下，好像是脾胃病，但是，脾胃病通常会出现脘腹胀满，或是腹痛、腹泻等症状，却很少会出现拘急紧绷的现象，因此，本证就可以排除是脾胃病的病因。

根据经络学说的理论，当腹部发生病变时，除了与脾胃病有关之外，还与环绕腹部一周的带脉有密切的关系。

【临床问答】

1.问：带脉的功能是什么？为什么带脉受损时，就会导致不孕呢？

答：中医认为，与妇女的生理功能关系最密切的是冲、任、督三脉，由于带脉环绕着人体的腰腹部循行一圈，刚好可以联系冲、任、督三脉，能将人体内的经脉气血与脏腑更加紧密地联系，能加强维系妇女子宫以及怀胎生育的功能。

因此，当带脉受损时，就很可能会导致不孕。

2.问：带脉、冲脉、任脉、督脉，听起来都是很陌生的名词，我们只想知道应当如何调养这类奇怪的病证？

答：这些名词，的确会让不懂中医的人头昏脑涨。不过，中医再怎么复杂，在调养时，都可以归类为气、血两类。而负责气血的运化与输布的，不外是肝、脾、肾。

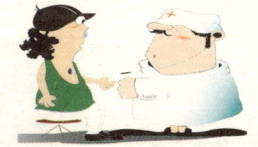

换句话说，不论是带脉、冲脉、任脉、督脉中的哪条经脉发生问题，不外是气血发生问题，也就是肝、脾、肾发生了问题。因此，在调养时，就可以针对肝、脾、肾的功能来补益气血。

以下所提供的方剂，适合用来治疗带脉（肝、脾、肾）受损所引起的不孕。

【选用方剂】宽带汤

白术一两（土炒），巴戟肉五钱（酒浸），补骨脂一钱（盐水炒），人参三钱，麦冬三钱（去心），杜仲三钱（炒黑），大熟地五钱（九蒸），肉苁蓉三钱（洗净），白芍三钱（酒炒），当归一钱（酒洗），五味子三分（炒），莲子二十粒（不去心）。

血

滋阴养血
麦冬、熟地、白芍、五味子、当归

气

健脾益气
白术、人参、莲子

肾

温补肾阳
巴戟肉、补骨脂、杜仲、肉苁蓉

（1）从以上的药性说明来分析，宽带汤的特点是：以滋阴养血药、健脾益气药与温补肾阳药为主。

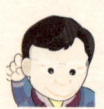

由于本方所用的药物主要作用在肝、脾、肾，完全是以补益为主，缺少理气活血的药物，如果久服或服过量，反而会造成气血壅塞的副作用。

（2）整体来说，宽带汤具有补血、补气、补肾的功效，适用于治疗带脉（肝、脾、肾）受损所引起的不孕，不适用于内有火热邪气的实热体质。

在服用过程中，应当注意是否出现口干、烦躁、大便干硬等太过于温补的症状，千万不能服用过量。

如果要防止因为过度温补而造成气血壅塞的副作用，可以加入怀牛膝15克活血、佛手10克理气。

【药膳的材料与制作】海参宽带汤

白术30克，巴戟肉15克，补骨脂3克，人参9克，麦冬9克，杜仲9克，熟地15克，肉苁蓉9克，白芍9克，当归3克，五味子3克，莲子20克，海参100克，姜、葱、盐等调料少许。

海参：

性味甘、咸、温；归肝、肾经。

海参能补肾益精，养血润燥。用于精血亏损、虚弱劳怯、阳痿、梦遗、小便频数、肠燥便秘。

海参含有人体必需的脂肪、蛋白质、碳水化合物，还含有钙、磷、铁等元素。

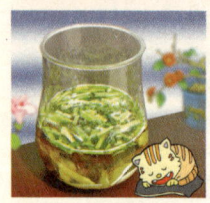

1.将以上药物浸泡于800毫升水中，浸泡约15分钟后，将药物与水一同放入高压锅中。

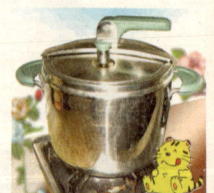

2.先用猛火煮沸（约5分钟），将火调小，盖上锅盖，再煮15分钟，保持适当的火候，使药液剩余约550~600毫升。

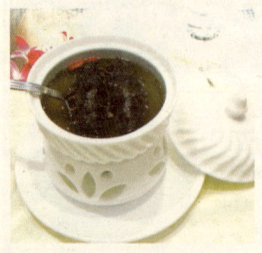

3.用滤网过滤药渣后，将海参洗净切块，与药液一同放入高压锅内，加清水适量，武火煮开，盖上锅盖，改文火煮10分钟，加入姜、葱、盐等调味即成。

（六）嫉妒不孕

【原文摘译】

有些妇女因心胸狭窄，喜爱猜疑嫉妒而不能生育。人们认为是天性容易心烦的缘故，谁知道是因肝气郁结所引起！

……《傅青主女科·三十四》

【症状表现】

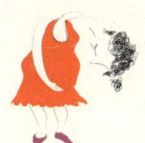

本证在临床上并不多见，有少数的妇女因为心胸狭隘，导致肝气郁积，因而不能怀孕。症状特点自然是肝气郁积所产生的症状，比如胸闷、烦躁、口中发苦、咽喉干燥、胸膈满闷等症状。

但是，光是这些肝气郁积的症状并不可能严重到影响妇女的生育，由于肝肾同源，最可能的原因为肝脏首先发生病变而牵连损伤到肾脏，造成肾脏也发生病变之后，最终才会导致不孕。

【临床问答】

1.问：什么是肝气郁积？为什么肝气郁积会导致不孕？

答：中医认为，人体所摄取的食物经由脾胃吸收代谢之后，所产生的气血必须输送到全身的经脉脏腑，而参与输送气血的器官，除了心脏的推动作用之外，主要是靠肝脏的疏泄作用，才能将气血正常地运输到达全身。

此外，血液的流动必须借由阳气的推动才能运行，如果肝脏失去正常的疏泄作用，则阳气就会停滞难行，也就不能正常地推动血液。

如果气血不能正常地供给肾藏，肾脏就不能化生精气，人体内缺乏精气，自然就不能受孕。

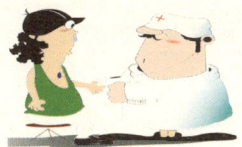

2.问：这么说来，肝气郁积所导致的不孕，不仅是肝脏发生问题，甚至肾脏也同样出现病变，那么，我们应当如何调养？

答：在调养的过程中，要注意肝气郁积的程度，以及肾精亏虚的程度。换句话说，如果肝气郁积，比如胸闷、烦躁、口中发苦、咽喉干燥、胸膈满闷等症状比较严重的，应当以疏肝理气为主，以补益肾精为辅。

如果肾精亏损严重的，比如腰酸腿软、头晕目眩、精神不济、长期腹泻等症状比较明显的，则应当以补益肾精为主，以疏肝理气为辅。

以下所提供的方剂，适合用来治疗肝气郁积比较严重所引起的不孕。

【选用方剂】开郁种玉汤

白芍一两（酒洗），香附三钱（酒炒），当归五钱（酒洗），白术五钱（土炒），丹皮三钱（酒洗），茯苓三钱（去皮），花粉三钱。

血	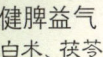气	肝	清	痰
滋阴养血	健脾益气	疏肝理气	清热活血	化痰
白芍、当归	白术、茯苓	香附	丹皮	花粉

（1）从以上的药性说明来分析，开郁种玉汤的特点是：以理气活血药为主，同时配伍健脾益气药与滋阴养血药。

由于担心方中使用的丹皮、香附很容易损伤气血，因此又加入当归、白芍以滋阴养血，加入白术、茯苓以健脾益气。

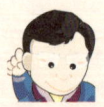

（2）整体来说，开郁种玉汤具有理气、活血补血、补气的功效，适用于治疗肝气郁积比较严重所引起的不孕，不适用于内有肝火炽盛的实热体质。

在服用过程中，由于本方的药性比较全面，不仅补血、补气，也顾及理气、活血，因此本方的副作用较小，适应证较广。

如果肝气郁积比较严重的，可以加入麦门冬10克、柴胡5克、青皮3克。

【药膳的材料与制作】开郁种玉鲤鱼汤

白芍30克，香附9克，当归15克，白术15克，丹皮9克，茯苓9克，花粉9克，鲤鱼约100克，姜、葱、蒜、盐等调料少许。

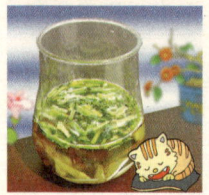

1.将以上药物浸泡于800毫升水中，浸泡约15分钟后，将药物与水一同放入高压锅中。

2.先用猛火煮沸（约5分钟），将火调小，盖上锅盖，再煮15分钟，保持适当的火候，使药液剩余约550~600毫升。

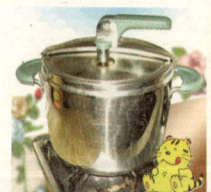

3.用滤网过滤药渣后，将鲤鱼洗净切成段，与药液一同放入高压锅内，加清水适量，武火煮开，盖上锅盖，改文火煮10分钟，加入姜、葱、蒜、盐等调料调味即成。

鲤鱼：

性味甘，平；归脾、肾经。

鲤鱼能利水消肿，下气通乳。用于水肿胀满、脚气、黄疸、咳嗽气逆、乳汁不通，为健脾利尿药膳常用的食物。

鲤鱼含有蛋白质、脂肪和多种氨基酸，以及丰富的维生素和钙、磷、铁等元素。

鲤鱼头的脑髓有补脑、熄风、镇静的作用，为滋补肝肾的药膳所常用。

（七）肥胖不孕

【原文摘译】

有些妇女身体肥胖，痰涎很多，长久不能受孕的，人们认为是气虚的缘故，谁知道是因湿邪太盛所引起！

……《傅青主女科·三十五》

【症状表现】

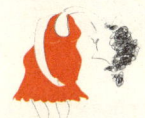

本证在临床上十分常见，有些妇女由于身体肥胖而不能怀孕。引起肥胖的原因很多，像是脾胃气虚、水湿停滞、宿食停滞等因素都会导致肥胖。

本证的患者由于具有吐出痰涎很多的特点，可以初步推断为湿邪太盛（水湿停滞）所引起，但是在临床上，应当还须兼有水湿停滞所具有的症状，比如脘腹胀满、消化不良、大便溏泻、舌苔湿滑等症状，才能进一步确定。

【临床问答】

1.问：肥胖通常是由于脾胃的运化功能失常所引起，但脾胃病与妇女子宫的生理存在什么关系，为什么肥胖会导致不孕？

答：中医认为，当各种因素造成脾胃的运化功能失常而引起肥胖之后，必定导致气血的运化也出现问题，如果气血不能正常地供给妇女子宫，导致子宫缺乏濡养，自然就不能受孕。

因此，肥胖只是不孕症的表象，真正的原因是气血的运化出现问题。

2.问：肥胖会导致不孕，而引起肥胖症的原因又这么多，那么，我们应当如何调养？

答：引起肥胖症的原因虽然很多，但是不外乎实证与虚证两种，这两种因素都会导致脾胃的运化失常而引起肥胖。

治疗实证肥胖，比如水湿或是宿食停滞所引起的肥

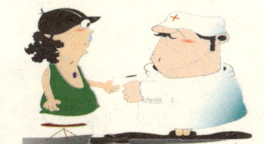

胖，必须先祛除实邪（水湿或是宿食），之后才能补益脾胃的功能。

治疗虚证肥胖，比如气弱血虚、脾胃虚寒引起的肥胖，由于这类肥胖属于单纯的虚证，因此可以直接补益脾胃的功能。

以下所提供的方剂，适合用来治疗水湿停滞所引起的不孕。

【选用方剂】加味补中益气汤

人参三钱，黄芪三钱（生用），柴胡一钱，甘草一钱，当归三钱（酒洗），白术一两（土炒），升麻四分，陈皮五分，茯苓五钱，半夏三钱（制）。

血	气	升	胃	痰
滋阴养血	健脾益气	升提胃气	健胃理气	化痰
当归	人参、茯苓、白术、黄芪	柴胡、升麻	陈皮	半夏

（1）从以上的药性说明来分析，加味补中益气汤的特点是：以健脾益气药为主，同时配伍升提胃气药与滋阴养血药。

由于本方所用的药物主要是以补气为主，滋阴养血的药物只有当归，全方药性偏于温燥，如果久服或服用过量，反而会造成再次损伤体内阴液的副作用。

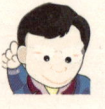

（2）整体来说，加味补中益气汤具有补气、理气的功效，适用于治疗水湿停滞所引起的不孕，不适用于内有火热邪气的实热体质。

在服用过程中，应当注意是否出现口干、心悸烦躁、脘腹满胀、大便干硬等补气太过的症状，千万不能服用过量。

如果要防止因为过度补气而造成阴液亏虚的副作用，可以加入白芍5克、玉竹5克、麦门冬10克润燥。

【药膳的材料与制作】加味补中益气酒

人参9克，黄芪9克，柴胡3克，甘草3克，当归9克，白术30克，升麻3克，陈皮3克，茯苓9克，半夏9克，米酒600毫升。

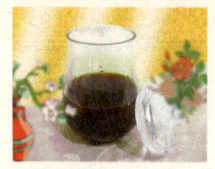

1.将以上药物捣碎，浸泡于600毫升米酒中，浸泡约30分钟。

2．用小火煎煮约15分钟，再用焖烧锅闷20分钟，使剩余的药液约300~400毫升（以酒煎煮时，要注意安全，火候不可太大，锅盖不能密闭，以免酒水溢出而引燃）。

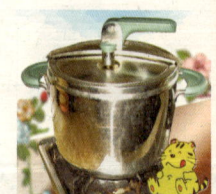

3.用滤网过滤药渣后，将剩余的药液贮存于瓶中，每日3次，每次温饮20毫升。

小米：

性味寒，无毒，味甘；归肾、脾、胃经。

小米能益肾，益气，除热，解毒。主治寒热、小便不利、胃热消渴、筋骨挛急等。

小米含丰富蛋白质和少量脂肪，碳水化合物的含量也比较多。此外，还含有丰富的粗纤维及钙、磷、铁、胡萝卜素、硫胺素、核黄素、尼克酸等多种微量元素和多种维生素等营养成分。

（八）腰酸腹胀不孕

【原文摘译】

有些妇女经常感到腰酸背痛，胸满腹胀，倦怠欲卧，千方百计求治也不能生育。人们认为是腰肾虚损所引起，谁知道是因任脉与督脉的经气困阻的缘故。

……《傅青主女科•三十七》

【症状表现】

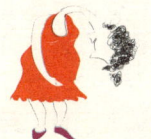

本证在临床上十分常见，有些妇女经常感到腰酸背痛，胸腹部胀满，整天倦怠想要睡觉，想尽办法治疗也不能怀孕。

一般医生以为这是腰肾虚损所引起的，用了很多强腰补肾的药物却不见疗效，哪里知道这并不是虚证，而是由于任脉与督脉的经气困阻所形成的淤证。

【临床问答】

1.问：任脉与督脉有什么功能？为什么任、督两脉发生病变也会导致不孕？

答：任脉行于人体的前面，负责人体内阴气的运行；督脉行于人体的后面，负责人体内阳气的运行；由于任脉、督脉都可以与带脉互相连结，而带脉又与妇女子宫的胎孕有关，因此，当任、督两脉出现问题时，就会牵连到带脉，导致经气不通畅，因而形成痃瘕病。

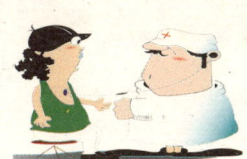

当痃瘕形成后，子宫被挤压内缩于痃瘕之内，于是导致妇女不能怀孕。

2.问：这么说来，任、督两脉发生病变与腰肾虚损的病证并不相同，那么，我们应当如何调养？

答：腰肾虚损的病证是以虚证为主，通常兼有气弱血虚、脉象虚弱、稍稍活动则感觉疲劳，此时必须服用补益腰肾的药物。

任、督两脉淤阻的病证是以淤证为主，通常兼有气血淤阻但不虚弱、涩脉，在活动后反而觉得舒服，此时必须服用行气化淤的药物，这两类病证完全不同。

以下所提供的方剂，适合用来治疗任、督两脉淤阻所引起的不孕。

【选用方剂】升带汤

> 白术一两（土炒），人参三钱，沙参五钱，肉桂一钱（去粗研），荸荠粉三钱，鳖甲三钱（炒），茯苓三钱，半夏一钱（制），神曲一钱（炒）。

血	气	 脾	积	痰	肾
滋阴养血	健脾益气	理气健脾	去积滞	化痰	温补肾阳
沙参、鳖甲	白术、人参、茯苓	神曲	荸荠	半夏	肉桂

95

（1）从以上的药性说明来分析，升带汤的特点是：以滋阴养血药与健脾益气药为主，同时配伍理气破滞药与温补肾阳药。

由于方中使用鳖甲，具有滋阴与破积滞的功效，使用半夏，是因为痰饮经常会与气血相搏结而形成积滞。

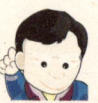

（2）整体来说，升带汤具有补血、补气、破积滞的功效，适用于治疗任、督两脉淤阻所引起的不孕，不适用于内有火热邪气的实热体质。

在服用过程中，由于本方的药性比较全面，在理气破滞时又能兼顾补血补气，如果用药得宜，本方的副作用较小，适应证较广。

如果血虚比较严重者，可以配伍当归5克、白芍5克。

【药膳的材料与制作】升带酒

白术30克，人参9克，沙参15克，肉桂3克，荸荠粉9克，鳖甲9克，茯苓9克，半夏3克，神曲3克，高粱酒600毫升。

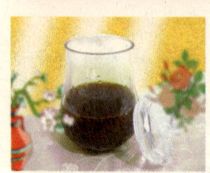

1.将以上药物捣碎，浸泡于600毫升高粱酒中，浸泡约30分钟。

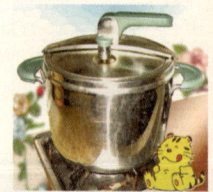

2.用小火煎煮约15分钟，再用焖烧锅闷20分钟，使剩余的药液约300~400毫升（以酒煎煮时，要注意安全，火候不可太大，锅盖不能密闭，以免酒水溢出而引燃）。

3.用滤网过滤药渣后，将剩余的药液贮存于瓶中，每日3次，每次温饮20毫升。

高粱：

性味温，无毒，味甘、涩；归脾、胃、肺经。

高粱能益中，健脾，利气，止泄，化痰，安神。主治霍乱、便溏腹泻、痰湿咳嗽、失眠多梦等。

高粱所含糖类几乎与粳米相等，而蛋白质、脂肪、膳食纤维素的含量均高于粳米。

（九）便涩腹胀足浮肿不孕

【原文摘译】

有些妇女出现小便艰难涩痛，腹部胀满，两脚浮肿而且长久都不能受孕的，人们认为是小肠有热所引起，谁知道是因膀胱不能气化水湿的缘故。

……《傅青主女科·三十八》

【症状表现】

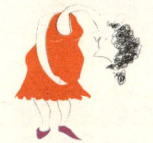

本证的症状特点是小便艰难涩痛，腹部胀满，两脚浮肿，并且不能怀孕，属于不孕症。

引起不孕症的原因很多，从"小便艰难涩痛，腹部胀满，两脚浮肿"来看，主要是与水液的代谢失常有关。

由于肾与膀胱主要负责水液的代谢，当肾与膀胱出了问题之后，则水液将会停滞于膀胱之内，因此小便艰难涩痛以及腹部胀满；由于水液流溢于双腿肌肉，因此两脚浮肿。

【临床问答】

1.问：肾与膀胱发生病变，与单纯的肾气不足或是腰肾虚损有什么不同？

答：肾气不足与腰肾虚损在尚未严重到影响其他脏腑之前，大多属于单纯的虚证。在治疗时，可以马上服用补益的药物。

肾与膀胱发生病变时，由于不仅有肾虚的症状，还有水液停滞所引起的膀胱症状，通常病证比较复杂，大多属于虚实夹杂证。在治疗时，必须兼顾肾与膀胱的病证，不能随便服用补益的药物。

2.问：本证既然是肾与膀胱发生病变而导致不孕，那么，我们应当如何调养？

答：中医认为，肾与膀胱是互为表里的脏腑，肾脏属于脏，膀胱属于腑。当肾脏发生病变时会影响到膀胱，反之，当膀胱发生病变时，也会影响到肾脏。

因此，本证不论是肾脏或是膀胱中的哪个病得严重，在

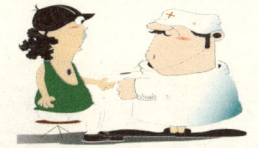

治疗时，必须两者兼顾。换句话说，在补益肾脏时，必须同时通利膀胱中的水湿，也就是攻补兼施。否则，如果水湿不退而马上补肾，将会使得水湿恶化为湿热，反而加重病情。

以下所提供的方剂，适合用来治疗肾与膀胱发生病变所引起的不孕。

【选用方剂】化水种子汤

巴戟天一两（盐水浸），白术一两（土炒），茯苓五钱，人参三钱，菟丝子五钱（酒炒），芡实五钱（炒），车前子二钱（酒炒），肉桂一钱（去粗研）。

肾
温补肾阳
巴戟天、菟丝子、肉桂

气
健脾益气
白术、茯苓、人参

湿
通利水湿
车前子

敛
收摄健脾
芡实

（1）从以上的药性说明来分析，化水种子汤的特点是：以温补肾阳药为主，以健脾益气药为辅。

由于本方主要是以补气为主，并没有任何滋阴养血的药物，全方药性偏于温燥，如果久服或服用过量，反而会损伤体内的阴液。

（2）整体来说，化水种子汤具有补气、利湿的功效，适用于治疗肾与膀胱发生病变所引起的不孕，不适用于内有火热邪气的实热体质。

在服用过程中，应当注意是否出现口干、心悸烦躁、脘腹满胀、大便干硬等补气太过的症状，千万不能服用过量。

如果要防止因为过度补气而造成阴液亏损的副作用，可以加入白芍5克、女贞子5克、麦门冬10克润燥。

【药膳的材料与制作】化水种子青鱼汤

巴戟天30克，白术30克，茯苓15克，人参9克，菟丝子15克，芡实15克，车前子6克，肉桂3克，青鱼150克，姜、葱、盐等调料少许。

青鱼：

性味甘，平；归肝、脾、胃经。

青鱼能益气化湿。用于治疗脚气脚弱无力、湿痹下肢肿痛。

青鱼含有蛋白质、脂肪，还含有钙、磷、铁等元素，维生素B_1、维生素B_2的含量亦很丰富。

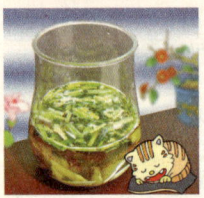

1.将以上药物浸泡于800毫升水中，浸泡约15分钟后，将药物与水一同放入高压锅中。

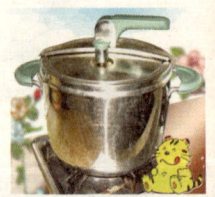

2.先用猛火煮沸（约5分钟），将火调小，盖上锅盖，再煮15分钟，保持适当的火候，使药液剩余约550~600毫升。

3.用滤网过滤药渣后，将青鱼洗净切块，与药液一同放入高压锅内，加清水适量，武火煮开，盖上锅盖，改文火煮10分钟，加入姜、葱、盐等调味即成。

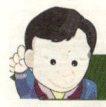

深入研究

临床上，妇女不孕症的类型有以下几种：

1.**肾气虚**：这类妇女的症状特征为，平日月经不调或停闭，经量或多或少，经血颜色比较暗淡，容易头晕耳鸣、腰酸膝软、疲倦，舌淡苔薄，脉沉细。

2.**肾阳虚**：这类妇女的症状特征为，月经大多延迟来潮，或是月经停闭不行，经血颜色比较淡暗，性欲淡漠，小腹、四肢冰冷，或是头晕耳鸣，腰酸膝软，夜尿较多，眼眶周围发黑，舌淡苔白，脉沉弱。

3.**肾阴虚**：这类妇女的症状特征为，月经通常提前来潮，经量较少或是月经停闭，经血颜色比较鲜红，或是头晕耳鸣，腰酸膝软，五心烦热，失眠多梦，眼花心悸，肌肤干枯，舌红苔少，脉细数。

4.**肝气郁积**：这类妇女的症状特征为，月经提前或是延迟，经量时多时少，有些人在月经来潮时会出现腹痛，或是在行经前容易烦躁生气，胸胁乳房感觉胀痛，苔黄，脉弦细。

5.**淤滞胞宫**：这类妇女的症状特征为，通常出现月经提前或是延迟，有些人的月经周期仍然正常，在行经时容易出现腹痛，甚至越来越严重，经量时多时少，经血颜色紫黯，夹杂有血块，当血块排出后则疼痛减少，舌紫黯或舌边有淤点，苔薄白，脉弦细。

6.**痰湿内阻**：这类妇女的症状特征为，身体比较肥胖，容易出现头晕、胸闷，腹胀，面目四肢浮肿，月经通常延后，月经量稀少，甚则月经停闭不行，白带量较多，质地黏稠无臭，舌淡苔白腻，脉滑。

实例说明1

某女，32岁，月经周期不固定，有时提前有时延后，结婚10年未孕。最近一年以来，每次月经来潮时经量极多，兼有面色无华，腰酸腿软，疲劳倦怠，头晕目眩，耳鸣，睡眠不安稳，多梦，舌质淡，脉沉细而软。

【症状分析】

本证是由于肾脏发生病变所引起的虚证。正确来说，属于肾脏的病变通常可以分为气虚、阴虚、阳虚、肾精亏虚等四类，综合本证的症状，可以归类为是以肾气虚为主的病证。

月经周期不固定，有时提前有时延后（属于月经先后无定期的症状）

结婚10年未孕（属于肾气亏虚不足的症状）

月经来潮时经量极多（表示肾气亏虚不足，阳气不能收摄血液）

面色无华（表示血液亏虚不足）

腰酸腿软，疲劳倦怠，头晕目眩，耳鸣（肾气亏虚不足）

睡眠不安稳，多梦（表示血液亏虚不足，不能濡养心神）

舌质淡，脉沉细而软（属于虚证的症状）

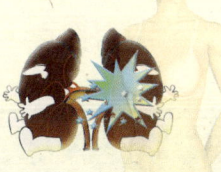

肾气亏虚

实例说明2

某女，34岁，结婚七八年不孕，月经周期不固定，有时提前有时延后，身体日渐消瘦，兼有口苦，胸胁胀满，烦躁郁闷，容易发怒，恶心呕吐，小便偏黄，大便秘结，舌红苔黄燥，脉弦滑。

【症状分析】

　　本证是由于肝气郁积导致肝气侵犯于胃，造成脾胃的运化功能衰弱，因此出现身体日渐消瘦的症状；由于肝气郁积日久而损伤体内的阴液，因此出现小便偏黄、大便秘结等症状。

　　从脉象弦滑数来判断，弦滑数脉表示气血仍然比较充足，属于实证的脉象，因此本证属于实证。

月经周期不固定，有时提前有时延后（属于月经先后无定期的症状）

身体日渐消瘦（表示脾胃的运化功能衰弱）

口苦，胸胁胀满，烦躁郁闷（表示肝气郁积）

腰酸（表示肾虚或是气血运行不畅）

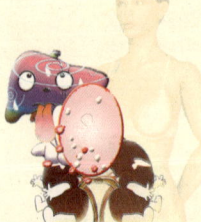

肝肾阴虚

容易发怒，恶心呕吐（表示肝气与胃气横逆向上）

小便偏黄，大便秘结（表示体内有邪热蕴机，或是阴液亏虚不足）

舌红苔黄燥，脉弦滑数（属于实证的症状）

第6章 妊 娠 病

一、名医医案

《何拯华医案》

病者：宋宝康之妻吴氏，年34岁，住本城南街。

病名：孕妇燥咳。

病因：妊已7个月，适逢秋燥司令，首先犯肺而发。

症候：初起背寒干咳，咳甚无痰，喉痒胁疼，甚至气逆音嘶，胎动不安，大便燥结。

辨证：脉右浮滑搏指，左弦滑数舌边尖红，苔薄白而干，此内经所谓"秋伤于燥，上逆而咳"。似子喑而实非子喑，子喑当在9个月，今孕7个月，乃由燥气犯肺，肺气郁而失音。

治法：当从叶氏上燥治气，辛凉宣上。故用桑、菊、荷、蒡疏肺清燥为君，蒌、贝润肺活痰为臣，佐以鸡子白、鸭梨皮开其音，使以嫩苏梗安其胎。庶几肺气舒畅，而痰松音扬，胎气自安矣。

首方：冬桑叶二钱，薄荷叶八分，瓜蒌皮二钱，鸡子白一格(后入)，白池菊二钱，牛蒡子钱半，川贝母二钱，鸭梨皮一两。

次诊：连进3剂，音清咳减，咯痰亦松。惟大便5日不通，脘腹胀满，口干喜饮，不能纳谷，脉仍搏数，舌边尖尚红，扪之仍干。法当内外兼治，外用蜜煎导以引之，内用五仁汤加减以通润之。

次方：松子仁四钱(杵)，炒麻仁三钱(杵)，甜杏仁三钱(去皮)，柏子仁三钱(杵)，瓜子仁二钱，金橘铺二枚(切片)，萝卜汁一瓢(煎汤代水)。先用净白蜜一瓢，煎汤代水。

三诊：一剂而频转矢气，再剂而大便通畅，腹胀顿宽，咯痰愈松，而咳仍不止，左胁激痛。辛口燥已除，胃能消谷，脉数渐减，舌红渐淡，可进滋燥养营汤，冲润肺雪梨膏，保胎元以除咳。

三方：白归身钱半，生白芍三钱，蜜炙百部钱半，蜜枣一枚(剪)，细生地三钱，生甘草五分，蜜炙紫菀三钱，金橘铺一枚(切片)，叶氏润肺雪膏一两(分冲)。

效果：连服4剂，音扬咳止，胃健胎安而愈。

廉按：六气之中，惟燥气难明，盖燥有凉燥、温燥、上燥、下燥之分。凉燥者，燥之胜气也，治以温润，杏苏散主之；温燥者，燥之复气也，治以清润，清燥救肺汤主之；上燥治气，吴芪桑杏汤主之；下燥治血，滋燥养营汤主之。此案孕妇病燥，较男子燥症为难治，初、中、末三方，皆对症发药，层次井然，且无一犯胎之品，非率尔处方者可比。

二、本章药膳

（1）妊娠恶阻

顺肝益气鸽肉汤：人参30克，当归30克，苏子30克，白术9克，茯苓6克，熟地15克，白芍9克，麦冬9克，陈皮3克，砂仁3克，神曲3克，鸽肉100克，姜、葱、盐等调料少许。

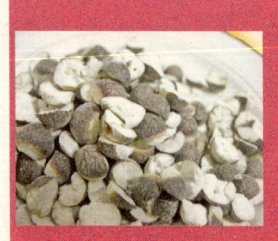

（2）妊娠浮肿

加味补中益气牛肉汤：人参9克，黄芪9克，柴胡3克，甘草3克，当归9克，白术30克，升麻3克，陈皮3克，茯苓9克，半夏9克，牛肉100克，料酒10毫升，姜、葱、盐等调料少许。

（3）妊娠口干咽疼

润燥安胎粥：熟地30克，生地9克，山茱萸15克，麦冬15克，五味子3克，阿胶6克，黄芩6克，益母草6克，粳米100克，肉片20克，姜、葱、盐等调料少许。

（一）妊娠恶阻

【原文摘译】

有些妇女在妊娠以后，出现恶心呕吐，想要食酸来解渴，厌恶见到食物而不想进食，身体倦怠想要睡卧，人们都说是妊娠恶阻，谁知道是因肝不能藏血，以致肝血太燥的缘故！

……《傅青主女科·三十九》

【症状表现】

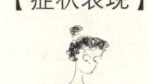

妊娠恶阻是临床上极为常见的病证，症状特点是妇女在怀孕时，出现头晕倦怠、恶心呕吐、不想吃东西或是食物入口后又吐出。主要原因是人体内的气机不能正常地运行而上逆，导致胃气不能正常升降的缘故。

但是，读者应当留意，有些妇女在怀孕初期也会出现类似妊娠恶阻的症状，属于早孕的反应，并不属于病态，一般在3个月左右就能逐渐消失。

【临床问答】

1.问：既然妊娠恶阻是胃气不能正常升降所引起的，那么，哪些原因会造成胃气的升降失衡呢？

答：造成胃气的升降失衡的原因可以分为实证与虚证两类。

实证是指肝胃不和，也就是说，患者的肝气太过于旺盛，旺盛的肝气横逆向下侵犯于胃，导致胃气的升降失衡，因而出现恶心呕吐等症状。

虚证是指脾胃虚弱，也就是说，患者的脾胃功能不佳，不能正常运化食物生成气血，导致胃气虚弱，此时也会造成胃气的升降失衡。

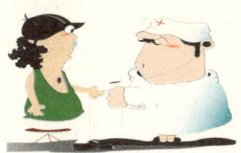

2.问：肝胃不和与脾胃虚弱都会引起妊娠恶阻，那么，在调养时，这两者有什么不同？

答：对于肝胃不和的患者，应当着重以清肝和胃的药物来治疗。除此之外，还应当注意日常生活的作息，不要给自己太大的生活压力，保持情绪上的稳定，避免肝气侵犯于胃。

对于脾胃虚弱的患者，则应当以健脾益胃的药物来治疗，此外，还应当注重营养的摄取，保持适度的运动，以促进脾胃的消化与吸收。

以下所提供的方剂，适合用来治疗脾胃虚弱所引起的妊娠恶阻。

【选用方剂】顺肝益气汤

人参一两，当归一两（酒洗），苏子一两（炒，研），白术三钱（土炒），茯苓二钱，熟地五钱（九蒸），白芍三钱（酒炒），麦冬三钱（去心），陈皮三分，砂仁一粒（炒，研），神曲一钱（炒）。

血	气	脾	痰
滋阴养血	健脾益气	理气健脾	降气化痰
当归、熟地、白芍、麦冬	人参、白术、茯苓	陈皮、砂仁、神曲	苏子

（1）从以上的药性说明来分析，顺肝益气汤的特点是：以健脾益气药为主，同时配伍健脾理气药与滋阴养血药。

由于本方所用的药物比较全面，不仅补血、补气、补肾，也顾及理气，可以补益气血而不滋腻脾胃，如果用药得宜，本方的副作用较小，适应证较广。

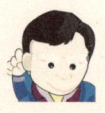

（2）整体来说，顺肝益气汤具有补气、补血的功效，适用于治疗脾胃虚弱所引起的妊娠恶阻，不适用于内有湿热停滞的实热体质。

在服用过程中，仍然应当注意是否出现口干、烦躁、大便干硬等太过于温补的症状，千万不能服用过量。

如果要防止因为过度温补而造成气血壅塞的副作用，可以加入怀牛膝15克活血、黄芩5克清热。

【药膳的材料与制作】顺肝益气鸽肉汤

人参30克，当归30克，苏子30克，白术9克，茯苓6克，熟地15克，白芍9克，麦冬9克，陈皮3克，砂仁3克，神曲3克，鸽肉100克，姜、葱、盐等调料少许。

鸽肉：

性味咸，平；归肝、肾经。

鸽肉能滋肾益气，祛风解毒。用于虚羸、消渴、久疟、妇女血虚经闭、恶疮疥癣等。

鸽肉含有丰富的蛋白质和许多维生素及脂肪。

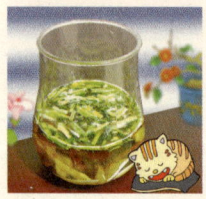

1.将以上药物浸泡于800毫升水中，浸泡约15分钟后，将药物与水一同放入高压锅中。

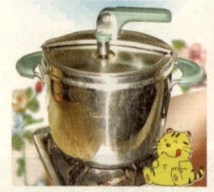

2.先用猛火煮沸（约5分钟），将火调小，盖上锅盖，再煮15分钟，保持适当的火候，使药液剩余约550~600毫升。

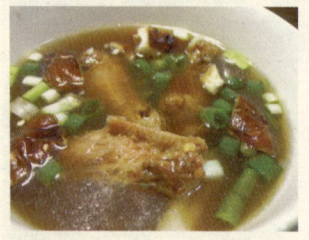

3.用滤网过滤药渣后，将鸽肉洗净切块，与药液一同放入高压锅内，加清水适量，武火煮开，盖上锅盖，改文火煮10分钟，加入姜、葱、盐等调味即成。

（二）妊娠浮肿

【原文摘译】

有些妇女在妊娠至5个月左右时，出现肢体倦怠，饮食没有味道，先从两足发肿，逐渐蔓延到全身头面都肿，人们认为是湿邪之气所引起的，谁知道是因脾肺气虚的缘故！

……《傅青主女科•四十》

【症状表现】

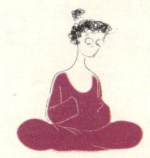

妊娠浮肿的症状特点是，妇女在怀孕时，出现手脚四肢浮肿，严重时甚至全身头面都肿。中医认为，当人体内的水液不能正常地排除，导致水液停滞于四肢肌肉之中，就会出现浮肿的现象。

一般来说，肺、脾、肾与人体内水液代谢的关系最为密切，如果肺、脾、肾三脏之中的任何一脏出现问题，就会导致水肿的发生。

除此之外，如果人体遭受风寒湿邪之气的侵袭，外来的邪气停滞于肌表时，也会造成水肿。

【临床问答】

1.问：肺、脾、肾出现问题会引起水肿，外来的邪气也会造成水肿。那么，我们应当如何分辨造成妊娠浮肿的不同类型呢？

答：一般来说，如果出现水肿的时间十分急促（比如一天之内），并且从头面先肿的，大多属于外来邪气所引起的水肿。

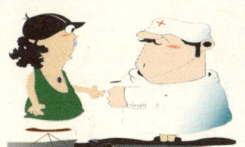

如果出现水肿的时间是长期形成的，则大多是由于肺、脾、肾出现问题的缘故。

但是，读者应当有个概念，肺病、脾病与肾病所引起的水肿各有不同，肺病水肿一般病情较轻，脾病水肿

其次，肾病水肿则最为严重。

2.问：外来邪气、肺病、脾病与肾病都会引起水肿，病证也有轻重的不同，那么，我们应当怎么来调养？

答：对于一般人而言，可以用药膳来调养的情况，是指病情只限于肺病水肿或脾病水肿的症状，比如容易倦怠、胃口不佳、胸腹满闷等比较轻微的症状，并没有恶化到出现如腹痛、腹泻、腰酸、吐痰黄浊等严重的症状。

换句话说，对于外来邪气或是肾病引起的水肿，通常症状比较复杂，应当赶紧就医。

以下所提供的方剂，就是用来治疗肺病与脾病所引起的轻度水肿。

【选用方剂】加减补中益气汤

人参五钱，黄芪三钱（生用），柴胡一钱，甘草一分，当归三钱（酒洗），白术五钱（土炒），茯苓一两，升麻三分，陈皮三分。

血	气	升	胃
滋阴养血	健脾益气	升提胃气	健胃理气
当归	人参、茯苓、白术、黄芪	柴胡、升麻	陈皮

（1）从以上的药性说明来分析，加味补中益气汤的特点是：以健脾益气药为主，同时配伍升提胃气药与滋阴养血药（本方与第93页"肥胖不孕"的加味补中益气汤大致相同，除了少一味半夏之外）。

由于本方所用的药物主要是以补气为主，滋阴养血的药物只有当归，全方药性偏于温燥，如果久服或服用过量，反而会造成再次损伤体内阴液的副作用。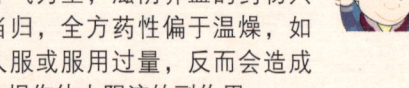

（2）整体来说，加味补中益气汤具有补气、理气的功效，适用于治疗肺病与脾病导致水湿停滞所引起的轻度水肿，不适用于内有湿热停滞的实热体质。

在服用过程中，应当注意是否出现口干、心悸烦躁、脘腹满胀、大便干硬等补气太过的症状，千万不能服用过量。

如果要防止因为过度补气而造成阴液亏损的副作用，可以加入白芍5克、玉竹5克、麦门冬10克润燥。

【药膳的材料与制作】加减补中益气牛肉汤

人参9克，黄芪9克，柴胡3克，甘草3克，当归9克，白术30克，升麻3克，陈皮3克，茯苓9克，半夏9克，牛肉100克，料酒10毫升，姜、葱、盐等调料少许。

牛肉：

性味甘、平；归脾、胃经。

牛肉能补脾胃，益气血，强筋骨。可用于虚损羸瘦、消渴、脾弱不运、水肿、腰膝酸软等。

牛肉含有蛋白质、脂肪、维生素以及钙、磷、铁等元素。

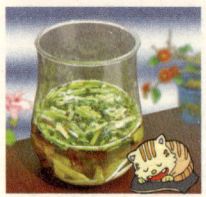

1.将以上药物浸泡于800毫升水中，浸泡约15分钟后，将药物与水一同放入高压锅中。

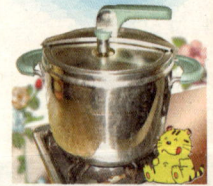

2.先用猛火煮沸（约5分钟），将火调小，盖上锅盖，再煮15分钟，保持适当的火候，使药液剩余约550~600毫升。

3.用滤网过滤药渣后，将牛肉洗净切块，与药液一同放入高压锅内，加清水适量，武火煮开，盖上锅盖，改文火煮10分钟，加入姜、葱、盐等调味即成。

（三）妊娠口干咽疼

【原文摘译】

有些妇女在妊娠到三四个月时，出现口干舌燥，咽喉疼痛，口中没有津液，以致胎动不安，甚至阴道流血如同经水一般，人们认为是火热太盛的缘故，谁知道是因肾水亏虚极为严重所引起！

……《傅青主女科·四十二》

【症状表现】

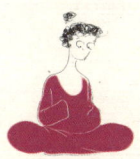

本证在临床上十分常见，症状特点是妇女在怀孕时，出现口干舌燥，咽喉疼痛，口中没有津液，如果病情严重时，甚至会引起胎儿在腹中躁动不安。

本证的病因可以分为实证与虚证两类。实证是指体内的火热炽盛，灼伤阴液；虚证则是指体内的阴液严重不足，特别是肾中的阴液。这是因为肾的经脉经过咽喉，因此，慢性咽喉疼痛主要与肾有关。

【临床问答】

1.问：引起妊娠口干咽疼的病因既然有实证与虚证两类，我们应当如何分辨呢？

答：当体内的火热炽盛时，表现为体力充沛、声音洪亮、面色赤红、小便黄、舌苔红、脉象弦数，这些都属于实证的病因。

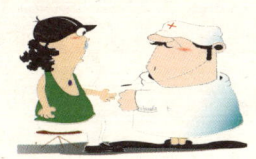

当肾中的阴液亏虚时，表现为面色潮红（脸上颧骨处好像画了红妆一般）、容易烦躁、手脚心容易出汗、小便量少而黄、大便干硬、苔少舌红、脉象虚数，这些都属于虚证的病因。

2.问：实证与虚证是完全不同的症状，那么，我们应当怎么来调养？

答：治疗实证体质的口干咽疼，必须以清热泻火为主，将体内多余的火热邪气祛除干净，使火热邪气不再蒸灼津液，则症状就能改善。

治疗虚证体质的口干咽疼，必须以滋养阴液为主，特别是补充肾中的阴液，使肾阴得以濡润咽喉，则症状就能改善。

以下所提供的方剂，就是用来治疗虚证体质的口干咽疼，读者千万不能混淆。

【选用方剂】润燥安胎汤

熟地一两（九蒸），生地三钱（酒炒），山茱萸肉五钱（蒸），麦冬五钱（去心），五味子一钱（炒），阿胶二钱（蛤粉炒），黄芩二钱（酒炒），益母草二钱。

血	清	肝
滋阴养血	清热泻火	活血补血
熟地、生地、山茱萸肉、麦冬、五味子、阿胶	黄芩	益母草

（1）从以上的药性说明来分析，润燥安胎汤的特点是：以滋阴养血药为主，同时配伍清热泻火药与活血补血药。

由于方中滋阴养血的用量颇大，虽然配伍有黄芩清热、益母草活血，但却缺少理气药，如果久服或服用过量，反而会造成脾胃滋腻的副作用。

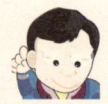

（2）整体来说，润燥安胎汤具有补血、清热、活血的功效，适用于治疗虚证体质的口干咽疼，不适用于内有火热邪气的实热证。

在服用过程中，应当注意是否出现脘腹不舒、胃口不佳或是大便溏泻等滋阴养血太过的症状，千万不能服用过量。

如果要防止因为过度滋阴养血而造成脾胃滋腻的副作用，可以加入茯苓10克健脾、陈皮5克理气。

【药膳的材料与制作】润燥安胎粥

熟地30克，生地9克，山茱萸肉15克，麦冬15克，五味子3克，阿胶6克，黄芩6克，益母草6克，粳米100克，肉片20克，姜、葱、盐等调料少许。

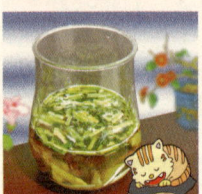

1.将以上药物浸泡于800毫升水中，浸泡约15分钟后，将药物与水一同放入高压锅中。

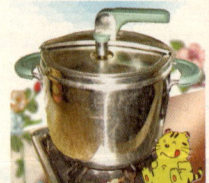

2.先用猛火煮沸（约5分钟），将火调小，盖上锅盖，再煮15分钟，保持适当的火候，使药液剩余约550~600毫升。

3.用滤网过滤药渣后，将粳米加入药液，用小火煮成粥，按照个人口味调入姜、葱、盐等调料，可以作为正餐的主食，或是点心来食用。

粳米（大米）：

性味平，无毒，味甘，淡；归脾、胃经。

粳米能补中益气，平和五脏，止烦渴，止泄，壮筋骨，通血脉，益精强志。主治泻痢、胃气不足、口干渴、呕吐、诸虚百损等。

粳米含有丰富的淀粉、蛋白质，还含有多种维生素，如维生素B_1、维生素B_2、维生素C、脂肪以及多种有机酸和单糖，少量的钙、磷、铁等营养成分。

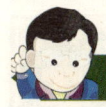

妇女在妊娠初期，如果出现恶心呕吐、头晕倦怠，严重时，甚至吃下东西就随即吐出者，称为"恶阻"。

但是，有些人在妊娠初期，即使出现恶心、头晕，或是在早晨起床时偶尔出现呕吐的现象，但没有其他的特殊症状者，属于早孕反应，并不是病理的反应，这些症状通常在3个月后就会逐渐消失。

临床上，妊娠恶阻的类型有以下2种：

1.脾胃虚弱：在妇女妊娠初期，出现恶心呕吐，不想吃东西，甚至吃下东西就随即吐出，或是兼有口淡，呕吐清涎，头晕，容易疲倦，脘腹胀满，舌淡苔白，脉缓滑无力。

2.肝胃不和：在妇女妊娠初期，出现恶心呕吐，吐出酸水，不喜欢闻到油腻，口渴，口苦，头目眩晕，胸胁胀满，嗳气叹息，舌淡红，苔微黄，脉弦滑。

 实例说明1

【症状分析】
　　本证同时出现气虚与血虚的症状，主要是由于因脾胃生化气血的功能失调所引起，虽然还没有发展到阳虚的程度，但本证的病情相较于一般的脾胃病来说，明显更为严重，在治疗时，必须同时使用补益气血与健脾理气的药物来治疗。

某女，34岁，平时脾胃功能虚弱，食欲不佳，现今已经怀孕10周，最近出现头昏目眩，口渴，疲劳倦怠，手脚无力，容易出汗，睡眠容易惊醒，经常呕吐出质地稀薄的涎液，脘腹胀满有肠鸣声，大便两日一次，舌淡苔白，脉迟缓。

头昏目眩，口渴（表示气血亏虚不足）

疲劳倦怠，手脚无力，容易出汗（表示阳气亏虚不足）

睡眠容易惊醒（表示血液不能濡养心神）

经常呕吐出质地稀薄的涎液，脘腹胀满有肠鸣声（表示脾胃运化水湿功能失调）

大便两日一次（表示胃肠道的传导功能不佳）

舌淡苔白，脉迟缓（属于虚证的症状）

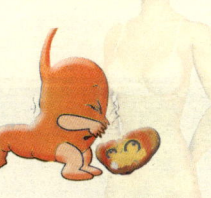

脾胃气虚

【选用药膳】加味补中益气牛肉汤

人参9克，黄芪9克，柴胡3克，甘草3克，当归9克，白术30克，升麻3克，陈皮3克，茯苓9克，半夏9克，牛肉100克，料酒10毫升，姜、葱、盐等调料少许。

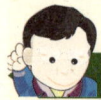

实例说明2

某女，31岁，平时月经周期不固定，现今已经妊娠怀孕5周，最近出现口渴口苦，轻微的恶心呕吐，肠胃运化不佳，脘腹胀满，胸胁间隐隐发痛，苔微黄，脉弦滑。

【症状分析】

本证主要是由于肝气郁积阻遏气血的运行，因而出现口渴口苦等症状；由于肝气侵犯脾胃，导致胃气上逆，因此出现恶心呕吐、脘腹胀满等症状；由于肝气郁积日久而造成气血淤阻不通，因此出现胸胁间隐隐发痛等症状。

从脉象弦滑来判断，弦滑脉表示气血仍然比较充足，属于实证的脉象，因此本证属于实证。

月经周期不固定（属于月经先后无定期的症状）

口渴口苦（表示阴液亏虚不足或是肝气郁积）

轻微的恶心呕吐（表示胃气上逆）

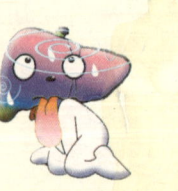

肝气郁积

脘腹胀满，胸胁间隐隐发痛（表示肝气郁积，阻遏气血的运行）

苔微黄，脉弦滑（属于实证的症状）

【选用药膳】润燥安胎粥

熟地30克，生地9克，山茱萸肉15克，麦冬15克，五味子3克，阿胶6克，黄芩6克，益母草6克，柴胡、佛手各3克，粳米100克，肉片20克，姜、葱、盐等调料少许。

第7章 小 产 病

一、名医医案

《蒲辅周医案》

姚某，女，35岁，已婚。初诊日期：1958年5月30日。婚后12年，先后流产或早产5次。其中一次是妊娠4个月时流产，余均为5个月和6个月。每于妊娠1个月后必漏血10余天，并同时出现血压降低引起头晕，至三四个月左腿及左腰疼痛，虽屡次积极进行保胎措施，仍不能避免妊娠之中断，在第四次妊娠时，曾服胎产金丹，亦未获效。

现已怀孕2个多月，近20天内恶心呕吐，择食，大便稍干，小便正常，精神较差，睡眠尚可。诊其脉左关沉弦短、右沉滑，舌正无苔。

辨证：滑胎（西医辨证：习惯性流产）。

治法：宜先调脾胃，次固肝肾。待脾胃健强，续予补肝肾以固胎本，并建中气以养胎元。

方药：①台党参6克，白术6克，茯苓6克，炙甘草3克，广陈皮4.5克，砂仁3克，藿香6克，山药9克，生姜3片，大枣3枚。此方缓服3剂，恶阻止后，继服下方。以泰山磐石饮与安胎银芎酒加减合方。②熟地黄12克，白术6克，制黑川附子3克，别直参3克，杜仲9克，当归3克，桑寄生9克，杭巴戟9克，肉苁蓉9克，川续断6克，麻根9克。此方每剂煎2次，每次煎1小时，共取400毫升，分2次温服。1周服1剂，并绝对控制性生活，以免扰动胎元。患者按法服之，直至足月顺利分娩。

《章次公医案》

某女，据其症候十之八九是小产；少腹右侧作痛，凡痛多是子宫黏膜有胎盘残余瘀着，当排而去之。

方药：生蒲黄12克，粉丹皮9克，苏木9克，藏红花3克（另煎冲），五灵脂9克，赤芍9克，生茜草9克，制首乌9克，川芎6克，全当归9克，炙乳没9克。

二诊：再予胶红饮加味以通之。

方药：阿胶珠15克，藏红花3克，蒲黄12克（半生半炒），小蓟12克，茜草9克，干地黄18克，当归6克，冬瓜仁30克，藕节12克。

流产后，体力迄今未复，稍疲劳，则有热。予补中益气；呕加健胃剂。

方药：黄芪9克，潞党参9克，云苓9克，陈皮6克，白术9克，升麻3克，当归9克，柴胡3克，姜半夏6克，旋覆花12克（包），省头草6克，炙甘草4.5克，生姜2片，大枣5枚。

流产10余日，经即见，故一月中曾数下，其色紫；无论其下与否，少腹皆痛，其痛游走无定。

方药：玄胡9克，桃仁9克，益母草15克，瞿麦9克，荆芥4.5克，炒丹皮9克，全当归9克，官桂皮2.4克，炮姜炭2.4克，来复丹6克（吞服）。

二、本章药膳

（1）行房小产

固气填精鹅肉汤：人参30克，黄芪30克，白术15克，大熟地30克，当归15克，三七9克，荆芥6克，鹅肉100克，料酒10毫升，姜、葱、盐等调料少许。

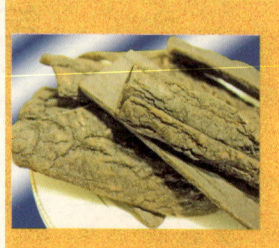

（2）大便干结小产

加减四物兔肉汤：熟地15克，白芍9克，当归30克，川芎3克，山栀子3克，山茱萸6克，山药9克，丹皮9克，兔肉100克，料酒10毫升，姜、葱、盐等调料少许。

（3）畏寒腹疼小产

黄芪补气鳝鱼汤：黄芪60克，肉桂3克，当归30克，鳝鱼500克，料酒、葱、生姜、蒜、味精等适量。

（一）行房小产

【原文摘译】

　　有些妊娠的妇女因为行房事而造成小产，而且出血如崩，不能止住，人们认为是火热极盛所引起，谁知道是由于气脱的缘故！

……《傅青主女科·五十一》

【症状表现】

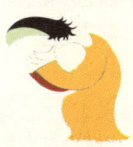

　　本证的症状特点是，有些妇女在怀孕时，因为房事过度导致小产，兼有出血量多，好像崩漏一般而不能停止。如果这种现象是发生在妊娠12～28周以内的，称为小产。

　　引起小产的原因中，主要是由于房事过度而损伤肾气，导致肾气不能托养胎儿，除此之外，如果阳气亏虚不能收摄血液而造成严重血崩时，也会引起小产。

【临床问答】

1.问：什么样的体质容易在行房时出现小产？

　　答：凡是平时的体质不佳，比如脾虚、肾虚、气血虚弱者，表现为营养不良、有气无力、容易疲劳，或是面色苍白、腰酸腿软、哈欠连连、小便频数等症状的人，都容易因房事过度而损伤肾气。

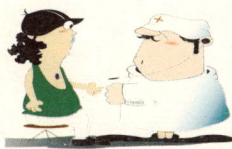

2.问：那么，应当怎么调养？

　　答：体质不佳的妇女在怀孕时，应当特别注意行房的次数，避免过度劳累，避免搬举重物，以免损伤肾气。除此之外，可以平时少量摄取温补气血、脾肾的药膳来调养。但是千万不可贪图疗效而过度摄取，以免对腹中的胎儿造成不良的影响。

　　以下所提供的方剂，适合用来治疗气虚所引起的小产。

【选用方剂】固气填精汤

　　人参一两，黄芪一两（生用），白术五钱（土炒），大熟地一两（九蒸），当归五钱（酒洗），三七三钱（研末冲），荆芥二钱（炒黑）。

血	气	止	引
滋阴养血	健脾益气	活血止血	引血归经
当归、熟地	人参、黄芪、白术	三七	荆芥

（1）从以上的药性说明来分析，固气填精汤的特点是：以健脾益气药为主，同时配伍滋阴养血药与活血止血药。

本方是以补气为主，但由于小产不仅损伤阳气，也同时会损伤血液，因此又配伍当归、熟地以补血，以三七来活血，然而本方却缺少理气药，如果久服或服用过量，仍然会造成脾胃滋腻的副作用。

（2）整体来说，固气填精汤具有补气、补血、活血的功效，适用于治疗气虚所引起的小产，不适用于内有火热邪气的实热证。

在服用过程中，应当注意是否出现口干、心悸烦躁、脘腹满胀、大便干硬等补气太过的症状，千万不能服用过量。

如果要防止因为过度补气而造成阴液亏虚的副作用，可以加入白芍5克、玉竹5克、麦门冬10克润燥。

【药膳的材料与制作】固气填精鹅肉汤

人参30克，黄芪30克，白术15克，大熟地30克，当归15克，三七9克，荆芥6克，鹅肉100克，料酒10毫升，姜、葱、盐等调料少许。

鹅肉：

性味甘，平；归脾、肺经。

鹅肉能益气补虚，和胃止渴。用于虚羸、消渴。

鹅肉含有多种营养素，如人体所必需的蛋白质、脂肪、维生素以及人体新陈代谢不可缺少的钙、磷、铁、铜、锰等元素。

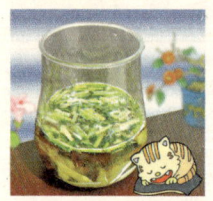

1.将以上药物浸泡于800毫升水中，浸泡约15分钟后，将药物与水一同放入高压锅中。

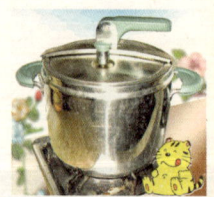

2.先用猛火煮沸（约5分钟），将火调小，盖上锅盖，再煮15分钟，保持适当的火候，使药液剩余约550~600毫升。

3.用滤网过滤药渣后，将鹅肉洗净切块，与药液一同放入高压锅内，加清水适量，武火煮开，盖上锅盖，改文火煮10分钟，加入姜、葱、盐等调味即成。

（二）大便干结小产

【原文摘译】

有些妊娠的妇女出现口渴烦躁，舌上生疮，两唇肿裂，大便干结，数日不能通畅，以致小腹疼痛而导致小产的，人们都说是大肠火热所引起，谁知道是因血热灼伤胎儿的缘故！

……《傅青主女科·五十三》

【症状表现】

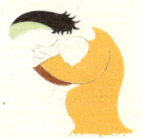

本证的症状特点是，有些妇女在怀孕时，出现口渴烦躁、舌上生疮、两唇肿裂、便秘数日，以致小腹疼痛而导致小产的现象。

从以上患者所出现的症状可以发现，引起本证的病因是因为体内有火热邪气壅积的缘故。但是，读者应当注意的是，原文中的大肠火热是指实热，而血热灼伤胎儿的血热则是指虚热（实热与虚热的本质有所不同，在"血崩昏暗"中有所说明）。

换句话说，引起本证的病因并不是实热，而是虚热。

【临床问答】

1.问：为什么妇女在怀孕时，由于体内有虚热，就会出现便秘、口渴烦躁、舌上生疮甚至引起小腹疼痛而导致小产呢？

答：首先，必须说明引起虚热的原因，主要是人体内的阴液亏虚不足，导致虚火内生而引起虚热。

而本证则是因为胃肠道中有宿便停滞而产生便秘，当宿便停滞日子一久，造成气血不能正常运化，又会在体内形成虚热。虚热形成后，又会阻遏气血的运行，因而出现小腹疼痛。如果病情影响到胎儿得不到气血的供养，就会导致小产。

2.问：什么原因会导致便秘的发生，我们应当如何调养？

答：形成便秘的原因，主要是胃肠道的传导机能发生问题，导致食物代谢后的残渣停滞于体内的缘故。因此，凡是过饱过饥、暴饮暴食或是水湿、寒热邪气等因素，只要损伤胃肠道物的功能，都会引起便秘。

在治疗这类病证时，必须特别注意，本证不仅有便秘的现象，还有小产之后损伤气血的症状，因此必须在便秘通畅时，同时补益气血，才不会更加损伤气血。

以下所提供的方剂，适合用来治疗宿便停滞所引起的小产。

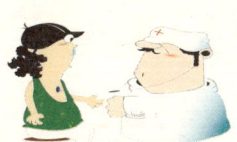

【选用方剂】加减四物汤

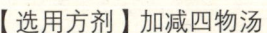

熟地五钱（九蒸），白芍三钱（生用），当归一两（酒洗），川芎一钱，山栀子一钱（炒），山茱萸二钱（蒸，去核），山药三钱（炒），丹皮三钱（炒水煎）。

血	气	清	清
滋阴养血	健脾益气	清热泻火	清热活血
熟地、白芍、山药、当归、川芎、山茱萸	山药	山栀子、丹皮	丹皮

（1）从以上的药性说明来分析，加减四物汤的用药特点是：本方与"经水忽来忽断、时疼时止"、"经水过多"所用的加减四物汤并不同，比较如下：

本方是以滋阴养血药为主，同时配伍利湿与清热的药物。

"经水忽来忽断、时疼时止"的加减四物汤则是以滋阴养血药为主，以清热药、活血药、理气药为辅。

"经水过多"是以滋阴养血药为主，同时配伍利湿与温肾的药物。

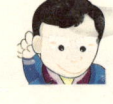

（2）整体来说，本证的加减四物汤具有补益气血、清热的功效，由于具有较大的清热功效，适用于治疗宿便停滞所引起的小产。

在服用过程中，由于本方的健脾益气药较少，又缺少理气药，如果久服或服用过量，容易造成脾胃滋腻的副作用。

对于脾胃虚弱者，可以加入白术10克、茯苓15克以补益脾气，加强脾胃的运化功能。

【药膳的材料与制作】加减四物兔肉汤

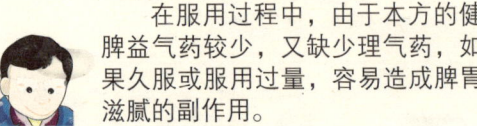

熟地15克，白芍9克，当归30克，川芎3克，山栀子3克，山茱萸6克，山药9克，丹皮9克，兔肉100克，料酒10毫升，姜、葱、盐等调料少许。

兔肉：

性味甘，凉；归肝、胃、大肠经。

兔肉能补中益气，凉血解毒。主要用于脾胃虚弱、消渴羸瘦、食少体倦、胃热呕血、便血等症。

兔肉的蛋白质含量高于牛肉、羊肉和猪肉，而脂肪含量则大大低于猪肉、羊肉、牛肉。

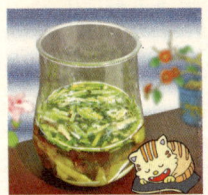

1.将以上药物浸泡于800毫升水中，浸泡约15分钟后，将药物与水一同放入高压锅中。

2.先用猛火煮沸（约5分钟），将火调小，盖上锅盖，再煮15分钟，保持适当的火候，使药液剩余约550~600毫升。

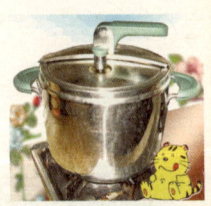

3.用滤网过滤药渣后，将兔肉洗净切块，与药液一同放入高压锅内，加清水适量，武火煮开，盖上锅盖，改文火煮10分钟，加入姜、葱、盐等调味即成。

（三）畏寒腹疼小产

【原文摘译】

有些妊娠的妇女出现畏寒怕冷，小腹疼痛，因而导致堕胎发生，人们只知是下焦寒气太盛所引起，谁知道是因气虚不能固摄胎儿的缘故！

……《傅青主女科·五十四》

【症状表现】

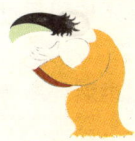

本证的症状特点是，有些妇女在怀孕时，出现畏寒怕冷，小腹疼痛，因而导致堕胎。

引起本证的原因，除了体内的寒气太过于炽盛之外，还包括有肾阳虚、脾阳虚、肾气虚等因素，原文中认为本证的病因为气虚不能固摄胎儿，只是其中的一种类型。

【临床问答】

1.问：肾气虚与肾阳虚都会导致小产，那么，我们应当如何分辨这两种病因？

答：肾气虚者，表示肾气比较衰弱，大多表现为小便次数增加、腰酸腿软、容易疲倦、舌苔淡等症状。

肾阳虚者，表示体质比较虚寒，大多出现面色苍白、手脚四肢冰冷、大便溏泻不成形、舌苔白等症状。

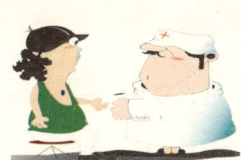

2.问：那么针对本证，我们应当如何调养？

答：不论本证是因为体质虚寒或是肾气衰弱所引起，这两者都属于虚证，通常都是因为脾、肾出了问题，两者都可以用温补脾肾的药物来治疗。

唯一的差别是，对于体质虚寒比较严重者，必须配伍祛寒的药物，比如附子、干姜等温里药。

以下所提供的方剂，适合用来治疗肾气衰弱所引起的小产。

【选用方剂】黄芪补气汤

黄芪二两（生用），肉桂五分（去粗皮，研），当归一两（酒洗）。

血	气	肾
滋阴养血	健脾益气	温补肾阳
当归	黄芪	肉桂

（1）从以上的药性说明来分析，黄芪补气汤的特点是：以健脾益气药为主，同时配伍滋阴养血药与温肾祛寒药。

本方是以补气为主，但由于小产不仅损伤阳气，也同时会损伤血液，因此又配伍当归以补血，由于里有寒气，又配伍肉桂以祛寒。

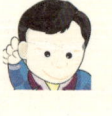

由于本方完全是以补益为主，缺少理气活血的药物，如果久服或服用过量，反而会造成气血壅塞的副作用。

（2）整体来说，黄芪补气汤具有补气、补血、祛寒的功效，适用于治疗肾气衰弱所引起的小产，不适用于内有火热邪气的实热证。

由于本方十分温燥，在服用过程中，应当注意是否出现嘴破、口干、咽痛、烦躁、大便干硬等太过于温补的症状，千万不能服用过量。

如果要防止因为过度温补所造成气血壅塞的副作用，可以加入怀牛膝15克活血、生地10克滋阴、香附5克理气。

【药膳的材料与制作】黄芪补气鳝鱼汤

黄芪60克，肉桂3克，当归30克，鳝鱼500克，料酒、葱、生姜、蒜、味精等适量。

鳝鱼：

性味温，味甘；归肝、脾、肾经。

鳝鱼能强筋骨，益气血等。主治气血不足、体虚羸瘦、产后恶露不绝、风寒湿痹、腰脚无力等病症。

鳝鱼含有蛋白质、脂肪、灰分、钙、铁以及多种维生素、氨基酸等营养成分。

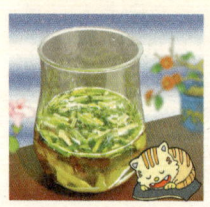

1.将以上药物浸泡于800毫升水中，浸泡约15分钟后，将药物与水一同放入高压锅中。

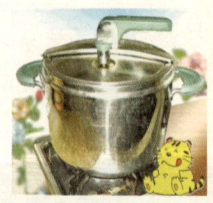

2.先用猛火煮沸（约5分钟），将火调小，盖上锅盖，再煮15分钟，保持适当的火候，使药液剩余约550~600毫升。

3.用滤网过滤药渣后，将鳝鱼洗净切块，与药液一同放入高压锅内，加清水适量，武火煮开，盖上锅盖，改文火煮10分钟，加入姜、葱、盐等调味即成。

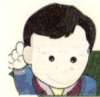

某女，32岁，月经周期正常，但曾经妊娠4次，每当怀孕3个月左右，随即无故流产；患者面色晦暗，腰膝疲软，形寒肢冷，夜尿清频，精神疲惫，头眩健忘，舌苔淡润，脉沉弱。

【症状分析】

本证虽然具有因为阳气亏虚所引起的形寒肢冷，夜尿清频等症状，但并没有出现其他属于实证的症状，主要是以肾脏中的阳气太过于亏虚不足所引起的病证为主，并且已经出现其他诸如气虚、血虚、阴虚的症状表现。由于本证属于虚证，因此必须在补益肾阳时，同时兼顾滋养气血与阴液。

面色晦暗，腰膝疲软（表示肾虚）

精神疲惫，头眩健忘（表示气血亏虚不足）

形寒肢冷，夜尿清频（表示肾中的阳气亏虚，不能起到温熙气血与收摄水湿的作用）

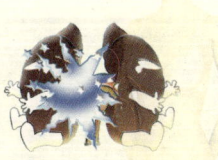

舌苔淡润，脉沉弱（属于虚证的症状）

肾阳亏虚

【选用药膳】固气填精鹅肉汤

人参30克，黄芪30克，白术15克，大熟地30克，当归15克，三七9克，荆芥6克，巴戟肉15克，续断15克，鹅肉100克，料酒10毫升，姜、葱、盐等调料少许。

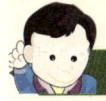

某女，27岁，妊娠4个月以来，经常感到头痛眩晕，胸闷，恶心，食欲不振，最近手脚四肢逐渐出现浮肿，小便量少而黄，大便两天一次，舌质淡红，苔薄黄，脉滑数。

【症状分析】

本证是由于肝气郁积造成脾胃的运化功能不佳，因此出现恶心、食欲不振等症状；由于脾胃不能正常运化水湿，因此出现手脚四肢逐渐出现浮肿等症状。从脉象滑数来判断，滑数脉表示气血仍然比较充足，属于实证的脉象，因此本证属于实证。

头痛眩晕，胸闷（表示肝气郁积，气血不能上于头目）

恶心，食欲不振（表示脾胃功能不佳，胃气上逆）

手脚四肢逐渐出现浮肿（表示水湿停滞）

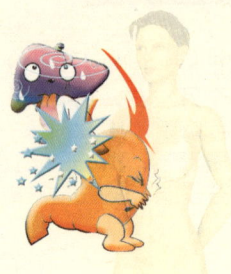

肝气犯胃

小便量少而黄，大便两天一次（表示水湿停滞而形成虚热，虚热又导致阴液亏虚不足）

舌质淡红，苔薄黄，脉滑数（属于实证的症状）

【选用药膳】润燥安胎粥

熟地30克，生地9克，山茱萸肉15克，麦冬15克，五味子3克，阿胶6克，黄芩6克，益母草6克，柴胡、佛手各3克，粳米100克，肉片20克，姜、葱、盐等调料少许。

第8章 产 后 病

一、名医医案

《王渭川医案》

常某，女，30岁。

症状：孕近5个月小产。当时盛暑，畏热喜风，不仅窗户洞开，且频用电扇取凉。风邪侵袭，少腹剧痛，按之则痛减。阴道大量流血，色污有块，兼杂黏液。心悸气紧，不能饮食。脉沉细无力。舌质淡红，无苔。

辨证：风袭胞宫，血虚气滞。

治法：温宫散寒，益血理气。

方药：吴茱萸6克，桂枝6克，琥珀末6克，厚朴6克，炒小茴香9克，姜黄9克，桔梗9克，鸡内金9克，五灵脂9克，赤白芍9克，炒蒲黄9克，槟榔9克，鹿角胶15克，仙鹤草60克，夏枯草60克，生黄芪60克，败酱草24克，炒北五味子12克，山茱萸肉12克。

疗效：上方连服5剂后复诊，腹痛全止，精神眠食好转。但恶露不净，有腥臭气。属子宫收缩弛缓，下焦湿热未清，再予下方：

党参24克，益母草24克，红藤24克，蒲公英24克，仙鹤草24克，生黄芪60克，茜草根9克，阿胶珠9克，琥珀末6克。服上方6剂后，恶露全止，诸症悉解。

《施今墨医案》

某女，产后3个月，乳水不足，月经仍按期而至，心跳、头晕、极易发怒，饮食二便及睡眠尚属正常；六脉虚软，左关较盛。

辨证：《良方论》曰："心、小肠二经相为表里，上为乳汁，不为月水"。曷乳汁、月经两者不同，而由饮食精微所化则一。乳儿期间，天癸闭止，则乳汁充足，此为常理。今则月经按期而至，乳水自应不足，气不固血，血不养肝，虚则易怒，拟养血、补气、强心舒肝以治。

方药：米党参10克，砂仁3克，醋柴胡5克，当归身10克，大熟地10克，杭白芍10克，炙黄芪12克，鹿角胶10克，炒远志10克，甜瓜子30克，炙甘草3克。

二诊：药服8剂，心跳头晕见好，乳汁量增，月经尚未及期。不知是否再来。原方加：阿胶10克，五味子3克。可多服数剂。

三诊：前方共服10剂，月经及期未见，乳汁仍不甚足，精神好转，希予下乳方：

方药：甜瓜子60克，赤小豆30克，路路通12克。

二、本章药膳

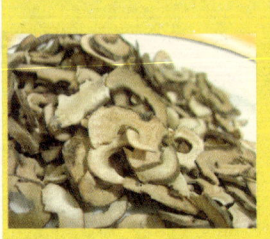

（1）产后少腹疼

散结定疼酒：当归30克，川芎15克，丹皮6克，益母草9克，荆芥6克，乳香3克，山楂9克，桃仁9克，高粱酒600毫升。

（2）产后恶寒身颤

十全大补鸭肉汤：人参9克，白术9克，茯苓9克，甘草3克，川芎3克，当归9克，熟地15克，白芍6克，黄芪30克，肉桂3克，鸭肉100克，料酒10毫升，姜、葱、盐等调料少许。

（3）产后恶心呕吐

温肾止呕甲鱼汤：熟地15克，巴戟30克，人参9克，白术30克，山茱萸15克，炮姜3克，茯苓6克，橘红3克，白蔻3克，鳖甲约500克，料酒适量，姜、葱、盐等调料少许。

（4）产后四肢浮肿

转气青鱼汤：白人参9克，茯苓9克，白术9克，当归15克，白芍15克，熟地9克，山茱萸9克，山药15克，芡实9克，柴胡3克，破故纸3克，青鱼150克，姜、葱、盐等调料少许。

（5）产后气血两虚、乳汁不下

通乳猪蹄汤：人参30克，生黄芪30克，当归60克（酒洗），麦冬15克（去心），木通3克，桔梗3克，七孔猪蹄2只（去爪壳）。

（6）产后郁结乳汁不通

通肝生乳墨鱼汤：白芍15克，当归15克，白术15克，熟地3克，甘草3克，麦冬15克，通草3克，柴胡3克，远志3克，墨鱼约500克，料酒适量，姜、葱、盐等调料少许。

（一）产后少腹疼

【原文摘译】

有些妇女在产下胎儿后，出现少腹疼痛，甚至有结块壅结于腹中，按压更感疼痛，有人认为是产后所引起的儿枕痛，谁知道是因淤血留滞的缘故！

……《傅青主女科•六十七》

【症状表现】

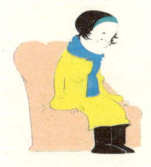

本证的症状特点是，有些妇女在生产之后，出现少腹疼痛，甚至有结块壅结于腹中，按压更感疼痛的现象。

由于本证患者的腹中有结块壅结，在按压时更感觉疼痛，因此，原文认为是因淤血留滞所引起。但是，此处应当留意，淤血留滞只是本证所有病因中的一项，以现代医学来看，其他如肿瘤、肌瘤都会引起本证。

（注）儿枕痛，古人认为是因胎儿的头枕于母腹中所引起的疼痛。

【临床问答】

1.问：妇女在生产后，为什么淤血停滞会引起少腹疼痛？

答：主要的原因是由于生产完后，体内的淤血没有完全排除干净，淤血阻滞气血的运行，导致气血凝滞而逐渐形成肿块，因此在按压时更感觉疼痛。

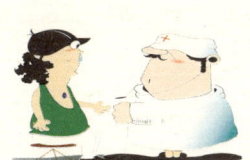

除此之外，引起少腹疼痛的原因还很多，比如湿热、水湿、宿食、淤血停滞或是寒气入里等因素，凡是会阻碍气血的正常运行，都会引起疼痛。

2.问：那么，针对本证，我们应当如何调养？

答：如果淤血停滞的症状不是太严重，除了气血壅阻与形成的肿块之外，并没有出现其他的兼证，此时可以服用活血化淤的药物来治疗，但要随时注意气血的变化，不能服用过量，以免过多的活血化淤药容易损伤气血。

如果病证十分严重，已经出现皮肤焦黑枯槁、月经中带有血块、痛经、腰部疼痛、嘴唇青紫等症状，此时则应当求医治疗。

以下所提供的方剂，适合用来治疗淤血停滞所引起的小产。

【选用方剂】散结定疼汤

当归一两（酒洗），川芎五钱（酒洗），丹皮二钱（炒），益母草三钱，荆芥二钱，乳香一钱（去油），山楂十粒（炒黑），桃仁七粒（泡去皮尖，炒，研）。

血	肝	引
滋阴养血	活血化淤	引血归经
当归、川芎	丹皮、益母草、乳香、山楂、桃仁	荆芥

（1）从以上的药性说明来分析，散结定疼汤与肠宁汤的特点是：

散结定疼汤以活血化淤药为主（丹皮、益母草、乳香、山楂、桃仁的用量较多），适用于淤血停滞较重所引起的小产。

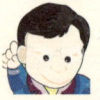

肠宁汤以滋阴养血药为主（当归、熟地、麦冬、阿胶、山药的用量较多），适合用来治疗气血亏虚较重所引起的小产。

注：肠宁汤：当归一两（酒洗），熟地一两（九蒸），人参三钱，麦冬三钱（去心），阿胶三钱（蛤粉炒），山药三钱，炒续断二钱，甘草一钱，肉桂二分（去粗，研）。

（2）在服用过程中，由于散结定疼汤的药性偏于通窜滑利，应当注意是否出现头晕目眩、四肢肌肉抖动、心悸、食欲减退等通利太过的症状，不可服用过量。

由于肠宁汤的药性偏于滋腻，应当注意是否出现脘腹不舒、胃口不佳或是大便溏泻等滋阴养血太过的症状，不可服用过量。

对于脾胃虚弱者，可以加入白术10克、茯苓15克以补益脾气，加强脾胃的运化功能。

【药膳的材料与制作】散结定疼酒

当归30克，川芎15克，丹皮6克，益母草9克，荆芥6克，乳香3克，山楂9克，桃仁9克，高粱酒600毫升。

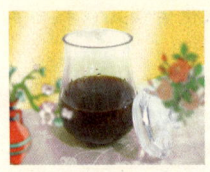

1.将以上药物捣碎，浸泡于600毫升高粱酒中，浸泡约30分钟。

2．用小火煎煮约15分钟，再用焖烧锅闷20分钟，使药液剩余约300~400毫升（以酒煎煮时，要注意安全，火候不可太大，锅盖不能密闭，以免酒水溢出而引燃）。

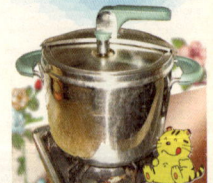

3.用滤网过滤药渣后，将剩余的药液贮存于瓶中，每日3次，每次温饮20毫升。

高粱：

性味温，无毒，味甘、涩；归脾、胃、肺经。

高粱能益中，健脾，利气，止泄，化痰，安神。主治霍乱、便溏腹泻、痰湿咳嗽、失眠多梦等。

高粱所含糖类几乎与粳米相等，而蛋白质、脂肪、膳食纤维素的含量均高于粳米。

（二）产后恶寒身颤

【原文摘译】

有些妇女在产下胎儿后，出现恶寒恶心，身体发颤，兼有发热口渴，人们认为是产后感受风寒邪气所引起，谁知道是因产后气血两虚，正气不能抵挡邪气的缘故！

……《傅青主女科•六十九》

【症状表现】

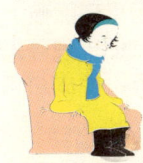

本证的症状特点是，有些妇女在生产之后，出现恶寒恶心、身体发颤、发热口渴的现象。

从这些症状来看，引起本证的病因似乎是外感风寒的因素，但是，读者千万要记住，如果人体内的气血严重亏虚不足时，也会出现这些症状。

【临床问答】

1.问：为什么体内的气血严重亏虚不足时，也会引起恶寒恶心、身体发颤、发热口渴的现象呢？

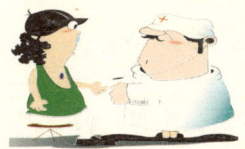

答：这是因为，当人体内的阳气太过于虚弱时，阳气不能护卫肌表腠理，也不能温熙经脉脏腑，就会产生恶寒的症状；如果人体内的血液（阴液）严重不足时，血液不能约制阳气，导致阳气浮越于外，就会出现身体发热（虚热）口渴的症状。

当人体内的寒气与虚热相互争斗，就会出现气机逆乱的恶心；当寒气与虚热相争要出于肌表时，就会出现身体发颤。

2.问：那么，我们应当如何根据外感风寒或是气血亏虚的不同类型来调养？

答：外感风寒者，通常会出现头痛、发烧、流鼻水、咳嗽等症状。此时必须先治疗外感的症状，之后才能以药膳来调养。

气血亏虚者，则容易感到疲倦无力、胃口不佳、声音微弱、头晕目眩等症状。如果情况不太严重，还没有传变到其他的脏腑，就可以经由温补气血的药膳来调养。

以下所提供的方剂，适合用来治疗气血亏虚所引起的小产。

【选用方剂】十全大补汤

人参三钱、白术三钱（土炒），茯苓三钱（去皮），甘草一钱（炙），川芎一钱（酒洗），当归三钱（酒洗），熟地五钱（九蒸），白芍二钱（酒炒），黄芪一两（生用），肉桂一钱（去粗，研）。

血
滋阴养血
川芎、当归、
熟地、白芍

气
健脾益气
人参、茯苓、
白术、黄芪

肾
温肾祛寒
肉桂

（1）从以上的药性说明来分析，十全大补汤的特点是：以健脾益气药与滋阴养血药为主。

由于本方完全是以补益为主，缺少理气活血的药物，如果久服或服用过量，反而会造成气血壅塞的副作用。

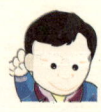

（2）整体来说，十全大补汤具有补气、补血、祛寒的功效，适用于治疗气血亏虚所引起的小产，不适用于内有火热邪气的实热证。

由于本方十分温燥，在服用过程中，应当注意是否出现嘴破、口干、咽痛、烦躁、大便干硬等太过于温补的症状，千万不能服用过量。

如果要防止因为过度温补所造成气血壅塞的副作用，可以加入怀牛膝15克活血、桔梗5克理气。

【药膳的材料与制作】十全大补鸭肉汤

人参9克，白术9克，茯苓9克，甘草3克，川芎3克，当归9克，熟地15克，白芍6克，黄芪30克，肉桂3克，鸭肉100克，料酒10毫升，姜、葱、盐等调料少许。

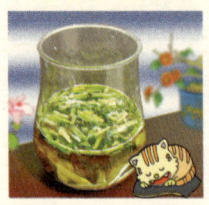

1.将以上药物浸泡于800毫升水中，浸泡约15分钟后，将药物与水一同放入高压锅中。

2.先用猛火煮沸（约5分钟），将火调小，盖上锅盖，再煮15分钟，保持适当的火候，使药液剩余约550~600毫升。

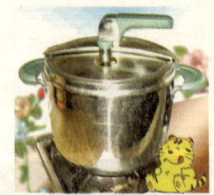

3.用滤网过滤药渣后，将鸭肉洗净切块，与药液一同放入高压锅内，加清水适量，武火煮开，盖上锅盖，改文火煮10分钟，加入姜、葱、盐等调味即成。

鸭肉：

性味甘、咸，平；归肺、胃、肾经。

鸭肉能滋阴养胃，利水消肿。用于痨热骨蒸、咳嗽、水肿，常作滋补肺阴药膳的原料。

鸭肉含有碳水化合物、脂肪、蛋白质以及丰富的维生素，如能治脚气病的维生素B$_1$、能治口腔炎的核黄素、能提高血管韧性的维生素C以及钙、磷、铁、钾、钠、氯、硫等元素。

（三）产后恶心呕吐

【原文摘译】

　　有些妇女在产下胎儿后，出现恶心想要呕吐，时常呕吐清水，人们都认为是因胃气寒凉的缘故，实际上是因肾气虚寒所引起！

　　　　　　　　　　　　　　　……《傅青主女科·七十》

【症状表现】

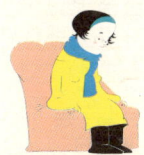

　　本证的症状特点是，有些妇女在生产之后，出现恶心呕吐，时常呕吐清水的现象。

　　由于这些症状属于寒证，原文认为是因为肾气虚寒的缘故，但是，此处要留心分辨，并不是胃气虚寒就不会引起本证。换句话说，肾气虚寒与胃气虚寒都会导致本证的产生。

【临床问答】

1.问：肾气虚寒与胃气虚寒有什么差异呢？

　　答：肾气虚寒者，通常表现为腰膝酸软、四肢怕冷、大便溏泻不成形等症状。

　　胃气虚寒者，大多表现为腹部胀满、消化不良、不容易感到饥饿等症状。

　　一般来说，如果刚患本证时，病情通常较轻，此时的病因大多为胃气虚寒。但是，如果病情拖延太久而不愈，则胃病会传变到肾，导致肾气也同样虚寒，此时的症状就更为严重。

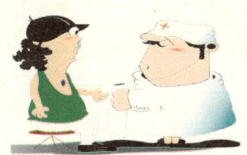

2.那么，针对本证，我们应当如何调养？

　　答：在临床上，不论是肾气虚寒或是胃气虚寒，都属于虚证，都可以服用温补脾、肾的药膳来调养，重点是在调养时，如果体内的寒气比较明显的，还必须配伍温里祛寒的药物。

　　除此之外，还应当注意的是其他比较复杂的原因，比如水湿、痰浊等停聚于体内时，也会引起恶心呕吐、时常呕吐清水的现象，此时则必须寻求治疗。

　　以下所提供的方剂，适合用来治疗肾气虚寒所引起的小产。

【选用方剂】温肾止呕汤

　　熟地五钱（九蒸），巴戟一两（盐水浸），人参三钱，白术一两（土炒），山茱萸五钱（蒸，去核），炮姜一钱，茯苓二钱（去皮），橘红五分（姜汁洗），白蔻一粒（研）。

血	气	胃	温	肾
滋阴养血	健脾益气	健胃理气	温里祛寒	温补肾阳
熟地、山茱萸	人参、白术、茯苓	橘红、白蔻	炮姜	巴戟

（1）从以上的药性说明来分析，温肾止呕汤的特点是：以补肾祛寒药与健脾益气药为主，同时配伍理气、滋阴的药物。

由于本方主要是以补益为主，虽然方中有橘红、白蔻等理气药，但是剂量比例少，如果久服或服用过量，仍然会造成气血壅塞的副作用。

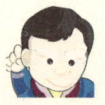

（2）整体来说，温肾止呕汤具有祛寒、补气的功效，适用于治疗肾气虚寒所引起的小产，不适用于内有火热邪气的实热证。

由于本方偏于温燥，在服用过程中，应当注意是否出现口干、烦躁、大便干硬等太过于温补的症状，千万不能服用过量。

如果要防止因为过度温补所造成气血壅塞的副作用，可以加入怀牛膝15克活血、茜草5克凉血活血、香附5克理气。

【药膳的材料与制作】温肾止呕甲鱼汤

熟地15克，巴戟30克，人参9克，白术30克，山茱萸15克，炮姜3克，茯苓6克，橘红3克，白蔻3克，鳖500克，料酒适量，姜、葱、盐等调料少许。

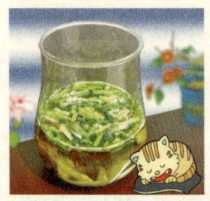

1.将以上药物浸泡于800毫升水中，浸泡约15分钟后，将药物与水一同放入高压锅中。

2.先用猛火煮沸（约5分钟），将火调小，盖上锅盖，再煮15分钟，保持适当的火候，使药液剩余约550~600毫升。

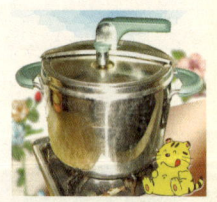

3.用滤网过滤药渣后，将鳖洗净切块，与药液一同放入高压锅内，加清水适量，武火煮开，盖上锅盖，改文火煮30分钟，加入姜、葱、盐等调味即成。

鳖（甲鱼）：

性味平，无毒，味甘；归肝、肾经。

鳖（甲鱼）能滋补肝肾，滋阴，凉血。主治肝肾阴虚、骨蒸劳热、虚劳咳嗽、久疟、久痢、崩漏带下等病证。

鳖（甲鱼）含有蛋白质、多种维生素，以及钙、磷、铁、钠、钾、铜、锌、钴等多种营养成分。

（四）产后四肢浮肿

【原文摘译】

　　妇女在产后出现四肢浮肿，兼有忽寒忽热，气喘咳嗽，胸膈不通利，口吐酸水，两胁肋处疼痛，人们都认为是产后淤血流注于经络，输渗到四肢关节，以致发生气喘的缘故，谁知道是因肝肾精血两亏，阴阳不能调和所引起！

　　　　　　　　　　　　　　……《傅青主女科•七十三》

【症状表现】

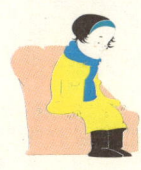

　　本证的症状特点是，有些妇女在生产之后，出现四肢浮肿，兼有忽寒忽热，气喘咳嗽，胸膈不通利，口吐酸水，两胁肋处疼痛等症状。

　　一般来说，四肢浮肿与水湿的代谢失常有关，而水湿的代谢与脾、肾有关。但是，如果只有脾肾出现问题时，应当不会引起如本证所出现的"忽寒忽热，气喘咳嗽，胸膈不通利，口吐酸水，两胁肋处疼痛"等肝脏病变的现象，可见本证的病因不只是脾肾出现问题，而是肝、脾、肾都已经发生病变，因此病证更为复杂。

【临床问答】

1.问：什么原因会导致这么复杂的病证呢？

　　答：在中医的理论中，如果已经出现这么复杂的病证，就很难明确地诊断是什么原因所引起，只能从患者所提供的症状描述来推断。

　　比如说，如果肝病所出现的症状比较早或是比较严重，就可能是肝病影响到脾肾；如果脾病所出现的症状比较早或是比较严重，就可能是脾病影响到肝肾；而这些只能作为客观的参考，最重要的是，要根据当时病证的轻重缓急来治疗。

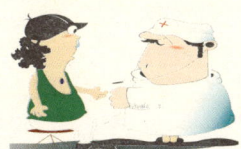

2.问：那么，此时还能用药膳来调养吗？

　　答：本证只作为读者的参考，主要是提醒读者，在临床上，中医病证包含有许多复杂的症状，如果不能明确诊断出真正的病因与病证，就不能取得疗效。

　　因此，对于这类病证，不建议读者自行调养。

　　以下所提供的方剂，适合用来治疗肝、脾、肾发生病变所引起的小产。

【选用方剂】转气汤

　　白人参三钱，茯苓三钱（去皮），白术三钱（土炒），当归五钱（酒洗），白芍五钱（酒炒），熟地一两（九蒸），山茱萸三钱（蒸），山药五钱（炒），芡实三钱（炒），柴胡五分，破故纸一钱（盐水炒）。

血	气	肝	敛	肾
滋阴养血	健脾益气	疏肝理气	收摄健脾	温补肾阳
当归、白芍、熟地、山茱萸	人参、茯苓、白术、山药	柴胡	芡实	破故纸

（1）从以上的药性说明来分析，转气汤的特点是：以健脾益气药与滋阴养血药为主，同时配伍理气、补肾的药物。

由于本方完全是以补益为主，理气的药物只有柴胡一味，如果久服或服用过量，反而会造成气血壅塞的副作用。

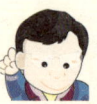

（2）整体来说，转气汤具有补气、补血、祛寒的功效，适用于治疗肝、脾、肾发生病变所引起的小产，不适用于内有火热邪气的实热证。

由于本方偏于温燥，在服用过程中，应当注意是否出现口干、烦躁、大便干硬等太过于温补的症状，千万不能服用过量。

如果要防止因为过度温补所造成气血壅塞的副作用，可以加入怀牛膝15克活血、黄芩5克清热、佛手10克理气。

【药膳的材料与制作】转气青鱼汤

白人参9克，茯苓9克，白术9克，当归15克，白芍15克，熟地9克，山茱萸9克，山药15克，芡实9克，柴胡3克，破故纸3克，青鱼150克，姜、葱、盐等调料少许。

青鱼：

性味甘，平；归肝、脾、胃经。

青鱼能益气化湿，用于治疗脚气、脚弱无力、湿痹下肢肿痛。

青鱼含有蛋白质、脂肪以及钙、磷、铁等元素，维生素B$_1$、维生素B$_2$的含量亦很丰富。

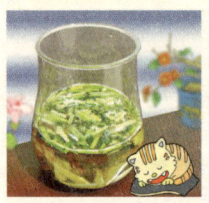

1.将以上药物浸泡于800毫升水中，浸泡约15分钟后，将药物与水一同放入高压锅中。

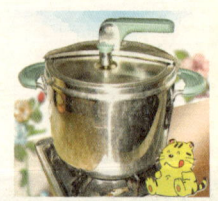

2.先用猛火煮沸（约5分钟），将火调小，盖上锅盖，再煮15分钟，保持适当的火候，使药液剩余约550~600毫升。

3.用滤网过滤药渣后，将青鱼洗净切块，与药液一同放入高压锅内，加清水适量，武火煮开，盖上锅盖，改文火煮10分钟，加入姜、葱、盐等调味即成。

（五）产后气血两虚、乳汁不下

【原文摘译】

有些妇女在产后分泌不出一点乳汁，人们认为是乳管闭塞，谁知道却是气与血都已经干涸！

……《傅青主女科·七十六》

【症状表现】

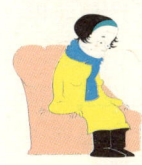

本证的症状特点是，有些妇女在生产之后没有乳汁可以分泌。乳汁的形成，必须依赖气血的滋养才得以化生。有些妇女在生产之后，气血根本不足以化生为乳汁，自然也就分泌不出一点乳汁。

引起这类症状的病因，可以分为实证与虚证两类。虚证是指气弱血虚；实证则是指肝气郁积或是痰浊阻滞。前者是因体内的气血不足而不能生成乳汁；后者则是因为体内的气血淤阻或是痰浊邪气阻塞气血的运行，以上这些因素都会导致气血不能生成乳汁。

【临床问答】

1.问：什么样的体质容易出现气弱血虚的症状？

答：在一般情况下，气弱血虚主要是由于患者平时的食欲不佳、偏食或是暴饮暴食，因而损伤脾胃的功能，造成脾胃不能正常运化食物，最终导致气血生成不足。

除此之外，如果患其他病证尚未痊愈，往往会造成水湿、淤血、痰浊等病理物质停聚于体内，阻碍脾胃的正常运化，在这种情况下，也会间接导致气弱血虚。

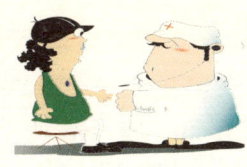

2.问：那么，针对本证，我们应当如何调养？

答：如果气弱血虚的症状不太严重，比如，还没有出现长期食欲不振、疲劳倦怠、手脚无力、腹部满胀、心烦失眠、腹泻便溏等兼症，只是气血不足以生成乳汁时，表示病情还不至于太过严重，此时可以尝试先用药膳来调养。

反之，如果兼有水湿、淤血、痰浊等停聚于体内所引起的症状，表示病情比较复杂，此时还是应当求医治疗。

以下所提供的方剂，适合用来治疗气弱血虚所引起的乳汁不足。

【选用方剂】通乳丹

人参一两，生黄芪一两，当归二两（酒洗），麦冬五钱（去心），木通三分，桔梗三分，七孔猪蹄二个（去爪壳）。

血	气	升	通
滋阴养血	健脾益气	升提药力	通乳开窍
当归、麦冬、七孔猪蹄	人参、黄芪	桔梗	木通、七孔猪蹄

（1）从以上的药性说明来分析，通乳丹的特点是：以健脾益气药与滋阴养血药为主，同时配伍升提药力、通乳开窍的药物。

由于本方在补益气血时，又同时兼顾理气与开窍，可以引导所产生的气血达到乳房，而不会造成气血壅塞的副作用。

（2）整体来说，通乳丹具有补气、补血、开窍的功效，适用于治疗气弱血虚所引起的乳汁不足。

由于本方所用的药物仍然偏于温燥，在服用过程中，应当注意是否出现口干、烦躁、大便干硬等太过于温补的症状，千万不能服用过量。

如果要防止因为过度温补所造成气血壅塞的副作用，可以加入桔梗5克理气、郁金5克活血。

【药膳的材料与制作】通乳猪蹄汤

人参30克，生黄芪30克，当归60克，麦冬15克，木通3克，桔梗3克，七孔猪蹄2个（去爪壳），姜、葱、盐等调料少许。

猪蹄：

性味甘、咸，平；归脾、胃经。

猪蹄能补虚弱、填肾精。

猪蹄含有较多的蛋白质、脂肪和碳水化合物，并含有钙、磷、镁、铁以及维生素，还有丰富的胶原蛋白质，对于神经衰弱（失眠）等有良好的治疗作用。

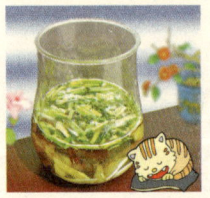

1. 将以上药物浸泡于800毫升水中，浸泡约15分钟后，将药物与水一同放入高压锅中。

2. 先用猛火煮沸（约5分钟），将火调小，盖上锅盖，再煮15分钟，保持适当的火候，使药液剩余约550~600毫升。

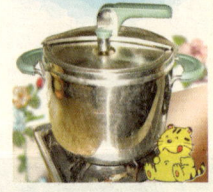

3. 用滤网过滤药渣后，将猪蹄洗净，与药液一同放入高压锅内，加清水适量，武火煮开，盖上锅盖，改文火煮15分钟（至猪蹄熟烂时），加入姜、葱、盐等调味即成。

（六）产后郁结乳汁不通

【原文摘译】

有些身体壮实的年轻妇女在生产之后，有时候听到别人的闲言蜚语，因而导致两个乳房胀满疼痛，乳汁不通，有人认为是阳明胃火炽盛的缘故，实际上却是肝气郁结所引起！

……《傅青主女科·七十七》

【症状表现】

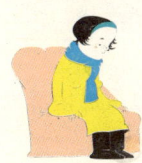

本证的症状特点是，有些妇女即使身体强壮，但是在生产后却依然不能正常分泌乳汁。

我们可以理解，当脾胃的功能健全时，必然能生成气血而形成乳汁；但是，如今为什么气血充足却反而不能形成乳汁呢？

这是因为人体内负责调畅气血的脏腑，主要是靠着肝脏的疏泄作用。而这类病证则是由于肝脏的疏泄作用失调，造成肝气郁积所致。也就是说，肝气郁积导致体内的气血淤阻不通，气血因而不能正常地生成乳汁的缘故。

【临床问答】

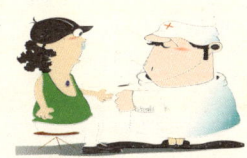

1.问：哪些原因会引起肝气郁积？肝气郁积会出现哪些症状？

答：造成肝气郁积的原因很多，除了生理疾病因素之外，生活上的压力，特别是情绪最容易影响肝脏的疏泄作用。

比如经常暴怒生气、情绪不稳定的妇女，最容易出现肝气郁积的症状，表现为心情郁闷、胸胁胀满、食欲不振、口中发苦等现象。

2.问：那么，针对本证，我们应当如何调养？

答：如果患本证的病程还不太长，还没有导致面色极度晦暗、胸口憋闷、腹部胀满、烦躁失眠等症状，表示病情还不太严重，此时可以尝试先用疏肝理气的药膳来调养。

如果已经出现身体肥胖、吐痰浓稠、脘腹闷胀、舌苔黄腻等症状，表示属于痰浊阻滞所引起的乳汁不能正常分泌，此时应当求医治疗。

以下所提供的方剂，适合用来治疗肝气郁积所引起的乳汁不能正常分泌。

【选用方剂】通肝生乳汤

白芍五钱（醋炒），当归五钱（酒洗），白术五钱（土炒），熟地三分，甘草三分，麦冬五钱（去心），通草一钱，柴胡一钱、远志一钱。

血	气	肝	通
滋阴养血	健脾益气	疏肝理气	通乳开窍
白芍、当归、熟地、麦冬	白术、甘草	柴胡	通草、远志

（1）从以上的药性说明来分析，通肝生乳汤的特点是：以滋阴养血药为主，同时配伍疏肝理气、通乳开窍的药物。

本证与"产后气血两虚，乳汁不下"并不相同，由于本证的病因为肝气郁积所引起，因此使用大量的滋阴补血药来平降肝气，同时又配伍通草、远志，以加强通乳开窍的力量。

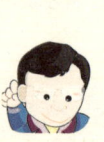

（2）整体来说，通肝生乳汤具有补血、开窍的功效，适用于治疗肝气郁积导致气血淤阻不通所引起的乳汁不能正常分泌。

在服用过程中，应当注意是否出现脘腹不舒、胃口不佳或是大便溏泻等滋阴养血太过的症状，千万不能服用过量。

如果要防止因为过度滋阴养血而造成脾胃滋腻的副作用，可以加入砂仁5克、陈皮5克理气。

【药膳的材料与制作】通肝生乳墨鱼汤

白芍15克，当归15克，白术15克，熟地3克，甘草3克，麦冬15克，通草3克，柴胡3克，远志3克，墨鱼约500克，料酒适量，姜、葱、盐等调料少许。

墨鱼：

性味甘、咸，平；归脾、肝、肾经。

墨鱼能滋阴养血，补益肝肾。主入血分，能滋肝肾，补血脉，理奇经，愈崩淋，利胎产，调经带，疗疝瘕，最益妇人，为妇人血虚诸症及产后乳少的最佳补益品。

墨鱼含有丰富的蛋白质、脂肪、碳水化合物以及钙、磷、铁等元素。

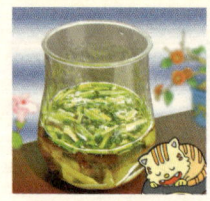

1.将以上药物浸泡于800毫升水中，浸泡约15分钟后，将药物与水一同放入高压锅中。

2.先用猛火煮沸（约5分钟），将火调小，盖上锅盖，再煮15分钟，保持适当的火候，使药液剩余约550~600毫升。

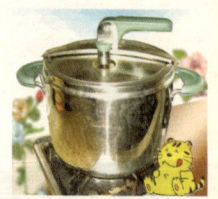

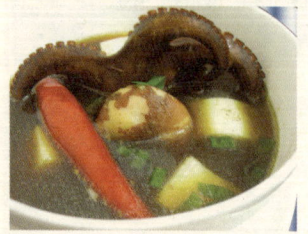

3.用滤网过滤药渣后，将墨鱼洗净切块，与药液一同放入高压锅内，加清水适量，武火煮开，盖上锅盖，改文火煮10分钟，加入姜、葱、盐等调味即成。

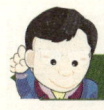

临床上，妇女生产后，产后乳汁不行的类型有以下3种：

1.**气血虚弱**：这类妇女属于气血亏虚的体质，或是脾胃的功能低下，在平常时，气血的生化早就亏虚不足，又因为分娩时血液流失过多而损伤阳气，导致气血亏虚更加严重，乳汁的化生更为减少，因此出现乳汁甚少或是无乳可以分泌的现象。

2.**肝郁气滞**：这类妇女大多表现为情绪郁闷，容易烦躁，又因为生产之后，情绪不能顺遂而更加压抑，因此造成肝气郁积。气血的运行不顺畅，最终导致乳汁运行不畅或是乳脉阻塞不通，因此出现无乳的现象。

3.**痰浊阻滞**：这类妇女通常喜欢膏粱厚味的食物，有的患者因为体内平日就有痰湿停滞，有的则是因为脾胃的功能低下，不能正常运化水湿，导致水湿停聚而形成痰湿，当痰湿太过壅盛而阻滞乳络时，就会出现无乳的现象。

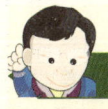

某女，26岁，生产后3个月，乳水分泌不足，月经周期正常，但经量时多时少而淋漓不净，兼有头晕、口干、胸闷胸痛，说话细声无力，偶尔吐出稀薄的痰液，疲劳倦怠，食欲不振，睡眠品质不佳，大便两三天一次，舌淡，苔薄，脉细弱。

【症状分析】

本证完全属于虚证的症状，主要是由于生产之后，患者体内的气血衰微，造成脾胃运化的功能低下，因而形成气血衰弱以及气机壅阻不畅的虚证。

长期性便秘，通常2～3天解便一次（表示肠胃传导失调，以及阴液亏虚不足）

口干口苦，咽喉疼痛（表示阴液亏虚不足）

头晕耳鸣（表示气血不能上于头目）

腰酸（表示肾虚或是气血运行不畅）

月经周期不固定（属于月经先后无定期的症状）

经血量少，颜色偏暗（表示气弱血虚或是气血淤阻）

舌淡苔白，脉细弱（属于虚证的症状）

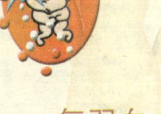

气弱血虚

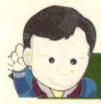

实例说明2

某女，29岁，生产后近3个月，10天前因与人争吵，导致心情暴怒激动，事后出现胸闷烦躁，脘腹胀满，精神不能集中，甚至导致乳汁突然不能分泌，大小两便正常，舌淡，苔薄黄，脉弦数。

【症状分析】
　　本证是由于肝气郁积造成气血的运行不通畅，因此出现胸闷烦躁、脘腹胀满等症状；由于肝气郁积日久而造成气血淤阻不通，因此出现乳汁突然不能分泌等症状。从脉象弦数来判断，表示气血仍然比较充足，属于实证的脉象，因此本证属于实证。

胸闷烦躁，脘腹胀满（表示肝气郁积，阻滞气机的运行）

精神不能集中（表示气血运行不畅而紊乱）

乳汁突然不能分泌（表示气血淤阻不通）

大小两便正常（表示脾胃的运化功能仍然正常）

舌淡，苔薄黄，脉弦数（属于实证的症状）

肝气郁积

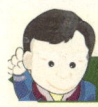

实例说明3

某女，30岁，在生产后2周，由于不慎感受风寒，出现全身酸痛，恶寒，鼻塞，手足心热，烦躁不安，面色潮红，舌质红而干，苔黄，脉浮弦数。

【症状分析】

本证是由于患者平素属于阴液亏虚不足的体质，又因为外感风寒邪气，导致表里皆病。由于风寒邪气束于肌表，加上阴液亏虚不足所形成的虚热，因此更容易造成体内出现邪热壅滞的症状。

全身酸痛，恶寒，鼻塞（表示外感风寒邪气）

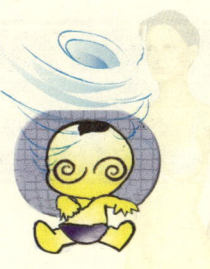

舌质红而干（表示阴液亏虚不足或体内有邪热壅滞）

手足心热，烦躁不安，面色潮红（表示阴液亏虚不足）

苔黄，脉浮数（属于实证的症状）

阴虚外感

【选用药膳】清海墨鱼鳖甲汤加减

熟地15克，山茱萸9克，山药9克，丹皮9克，麦冬肉9克，白术15克，白芍15克，地骨皮9克，干桑叶9克，沙参9克，石斛9克，荆芥3克，桂枝3克，墨鱼100克，鳖甲约500克，姜、葱、盐等调料少许。

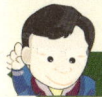

实例说明4

某女，26岁，在分娩前已经出现四肢稍微肿胀，现今分娩后2周，肿胀逐渐加重，用手按压下肢肌肉则微微凹陷不起，兼有小腹胀满，尿量减少而不通畅，苔白厚腻，脉沉。

【症状分析】

本证的患者在分娩前已经出现四肢稍微肿胀，表示脾胃运化水湿的功能不佳。如今肿胀逐渐加重，表示水湿停滞更为严重，病情更为恶化。

由于本证具有虚证（脾胃气虚）与实证（水湿停滞）的症状，在治疗时，必须同时兼顾补益脾胃与通利水湿，才不至于形成其他的副作用。

四肢稍微肿胀（表示
水湿停滞）

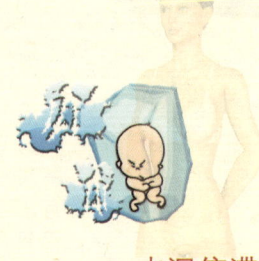

小腹胀满，尿量减少而
不通畅（表示水湿停滞
阻碍气机的运行）

分娩后2周，肿胀逐
渐加重……凹陷不起
（表示脾胃运化水湿
的功能失调）

苔白厚腻，脉沉（属
于实证的症状）

水湿停滞

【选用药膳】转气青鱼汤
　　白人参9克，茯苓9克，白术9克，当归15克，白芍15克，熟地9克，山茱萸
9克，山药15克，芡实9克，柴胡3克，破故纸3克，青鱼150克，姜、葱、盐等
调料少许。